糖尿病

脳梗塞

高血圧

心筋梗塞

脂質異常症

最近、ちょっと健康が気になるあなた！

まず、20歳の頃に
体重が何キロぐらい
あったかを
思い出してください。

20歳頃の体重

＝ □ kg

肥満

脂肪肝

ガン

次に
現在の体重と
比べてみてください。

現在の体重

＝□kg

20歳頃の体重と
現在の体重の差は
何キロありましたか？

20歳頃と
現在の体重の差

＝ □ kg

▼プラス5kg以上太っている方

要注意です。内臓脂肪が増えている可能性があります。

▼プラス10kg以上太っている方

確実に内臓脂肪が増えています。

まずは本書で、

内臓脂肪を減らすコツをつかんでください。

《肥満専門医が教える》

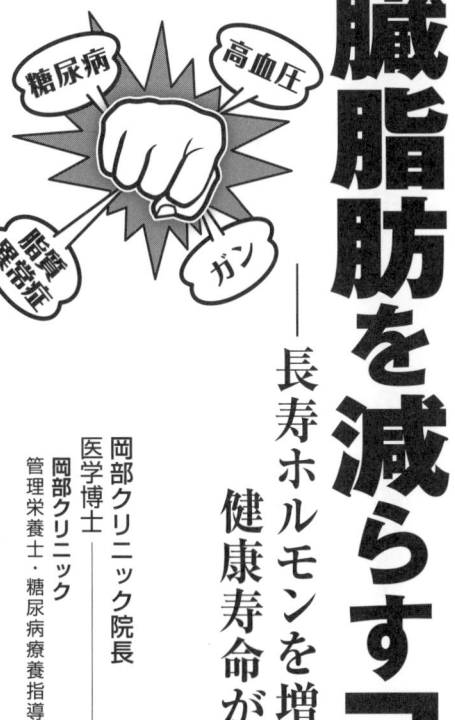

内臓脂肪を減らすコツ

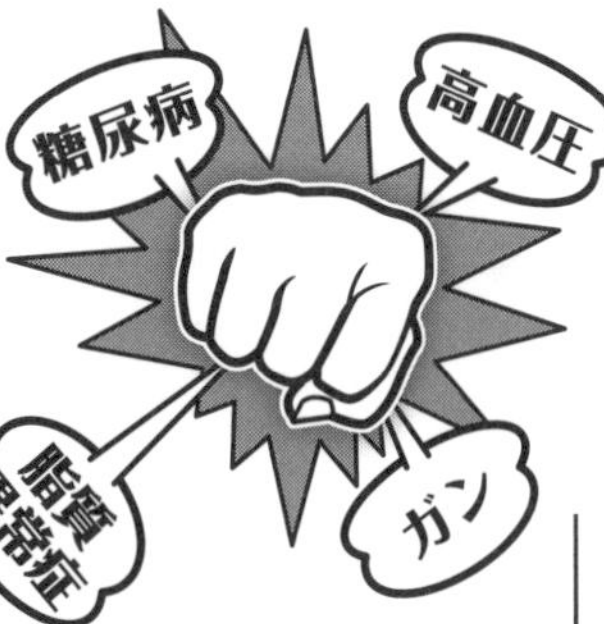

——長寿ホルモンを増やせば健康寿命が延びる

岡部クリニック院長
医学博士——岡部　正

岡部クリニック
管理栄養士・糖尿病療養指導士——山下香恵

はじめに

あなたは今、「自分は健康だ」と胸を張って言えますか。
また、何らかの病気を患っていて、内臓脂肪が付き過ぎていると指摘されたことはありませんか。

病気は――その中でもとりわけ生活習慣病は、常日頃の生活の中で密やかにゆっくりと、その芽を伸ばしていきます。気づいた頃には糖尿病や高血圧になっていた、ということも少なくありません。
そんな**生活習慣病の引き金となるのが、内臓脂肪**です。
内臓脂肪とは、その名のとおり、内臓周辺に付く脂肪です。内臓脂肪がたくさん付いている人は太っている……とも限りません。
私は、かつて内臓脂肪を〝かくれ肥満〟と名付け、決して太っていなくても、内臓脂肪が多いと様々な病気につながると警鐘を鳴らしました。メタボ検診が始まり、今では内臓脂肪という言葉もあちこちで見聞きするようになりましたが、内臓脂肪について正しく理解し、正しく対処している方はそう多くはないように思えます。内臓脂肪を単純な肥満と解釈し、メディア等で評判がよさそうなダイエット方法を試してみてはリバウンド……という効果のない方法を選択してしまっている方も数多く見受けられます。

内臓脂肪を放置しておくと、糖尿病、高血圧、脂質異常症、心筋梗塞、脳梗塞、脂肪肝、ガンなど、深刻な病気を招きます。

内臓脂肪が怖いのは、見た目では付いているかどうか分からないことです。メタボ検診でも分かりません。メタボ検診で問題ない数値だったとしても、内臓脂肪による肥満に該当する方はいらっしゃいますから、油断は禁物です。

私は、糖尿病と肥満の専門医として、長年、数多くの患者さんと接してきました。

内臓脂肪を減らすには、生活習慣を改善することが第一ですが、無理な節制をしたとしても、それが続けられなければ何の意味もありません。

私のクリニックでは、〝オーダーメイド医療〟を掲げて治療を行っています。

今までの医療は、病気を中心に考え、治療法を研究し、その病気に最適な治療法を患者さんへ施していくのが主流でした。オーダーメイド医療とは、患者さん個人を中心に考え、その方に合った治療を選択し施していくというものです。同じ糖尿病だったとしても、患者さんによって体質、性格、食事の好みなどの違いがあるわけで、**個々人にあった最適な治療を施していくことが、最も効果的な治療法**だと思うのです。

自分に合わない治療法は、結局、無理が生じて続きません。極端なダイエットやストイックな節制なども、なかなか習慣として身についていかないでしょう。

内臓脂肪を減らすコツは、まず大前提として、「無理をしない」ということです。人間誰しも、美味しいものを食べたい、好きなものを食べたいという欲求は自然にあるわけで、食欲そのものを否定することはないのです。

本書の中でも触れていますが、内臓脂肪を減らすキーワードは、三つの「き」です。すなわち、**「動機《どうき》」と「知識《ちしき》」と「根気《こんき》」**です。

まずは自分の「動機」をはっきりと自覚してみてください。内臓脂肪を減らそうと思ったきっかけは、何であっても構いません。病気の予防、もっと痩せてカッコ良くなりたい、一〇年前の服が着たい等……。

次に「知識」です。現在は、マスコミやネットで情報が氾濫しています。正しい知識を持っていないと、怪しげなダイエット法に飛びついてしまったり、医者や栄養士のアドバイスをよく理解できなかったりします。本書はできる限り、専門用語を噛み砕き、平易に執筆しましたので、「知識」習得の一助としてください。

最後に「根気」です。これが最も難しい「き」です。ですから繰り返しますが、くれぐれも無理をしないでください。無理をすると根気が続きません。また、「動機」が明確でしっかりと意識されていれば、自然に知識が入ってくるでしょうし、根気も続くはずです。

いくら健康のためとはいえ、食事についてあれもダメ、これもダメと禁止や制限をされると、人にとってそれだけでストレスになります。本書では、湧き上がってくる食欲を無理して抑えつけたり、我慢したりするのではなく、〝より健康的である方を選択する〟というアドバイスをしています。また、失敗してしまった場合の対処の仕方にも言及しています。

本書を読んでいただきたいのは……

昔よりも太ったなという自覚がある方。

メタボであると診断された方。

何らかの病気を患っていて、内臓脂肪が付いていると指摘された方。

生活習慣病にはなりたくないという方。

生活習慣病と診断され、痩せるように指導されている方。

生活習慣病のご家族をお持ちの方。

そしてなにより、**「いつまでも健康でありたい」と強く思っていらっしゃる方に向けて執筆いたしました。**

三つの「き」（「動機」「知識」「根気」）を念頭に置きながら、本書で内臓脂肪を減らすコツをつかんでください。

《肥満専門医が教える》

内臓脂肪を減らすコツ

――長寿ホルモンを増やせば健康寿命が延びる

●第1章～第3章　岡部　正　執筆
●第5章～第8章
●第4章　山下香恵　執筆

●第2章 こんな生活をしていませんか？
――知らずしらず内臓脂肪を溜めてしまう生活習慣

●第3章 内臓脂肪を減らす生活習慣を身につける
――二つのコツと三つの「き」

●第4章 選んで食べる〝我慢しない食べ方〟
――管理栄養士がアドバイス！

●第5章 内臓脂肪を減らす運動のコツ ——できる範囲で毎日継続！

●第8章 人はなぜ太るのか ――食生活の変化と日本の未来

●第1章

自覚症状がないから恐ろしい

まずは自分で内臓脂肪チェック！

⚠ 自分で簡単にできる！内臓脂肪チェック！

冒頭で紹介した内臓脂肪チェックの他に、もうひとつ簡単な自己チェック方法もお教えします。

あなたの現在の身長はいくつですか。

① 身長＝□cm

それから、現在のあなたのウエストを二倍してください。

② ウエスト＝□cm×２＝□cm

あなたの現在の身長（①）より、現在のウエスト×二倍の数（②）の方が上回っていたら、内臓脂肪に要注意です。

気になる章からで結構ですので、まずは本書をお読みください。

内臓脂肪はメタボ検診では分からない！　数値に現れない〝かくれ脂肪〟

平成二〇年四月より、四〇歳から七四歳の方を対象に「特定健康診査・特定保健指導」、いわゆる〝メタボ検診〟が始まりました。

厚生労働省によれば、日本人の生活習慣の変化等により、糖尿病等の生活習慣病が増加し、それを原因とする死亡者が、全体の約三分の一にものぼると推計されています。そのような状況を受け、四〇歳から七四歳の方に検診を受けてもらい、検診結果から、生活習慣病の発症リスクが高い方に対して、生活習慣を見直す指導を行うというものです。

このメタボ検診で採用されている肥満度を測る基準が、「ボディ・マス指数(Body Mass Index)」という指数です。一般的に「BMI」といわれています。

BMIは、次の公式で求められます。

BMI(肥満度)=〔体重(kg)〕÷〔身長(m)×身長(m)〕

例えば、体重が六三kgで身長が一七〇cmの方は、六三÷(一・七×一・七)=二二(小数点以下四捨五入)となります。身長はメートルで計算しますので、ご注意ください。日本では「二二」が適正値とされています。

二〇一五年に発表された日本肥満学会による肥満症診療ガイドラインでは、肥満症とは、肥満に起因する健康障害を合併した状態とされています。その基準は、BMI

二五以上三五以下で健康障害を合併するか、内臓脂肪面積が一〇〇㎡以上となります（BMI三五超の場合は、高度肥満症）。

健康障害とは、糖尿病（高血糖）、脂質異常症、高血圧、高尿酸血症、冠動脈疾患（狭心症など）、脳梗塞、非アルコール性の脂肪肝、月経異常、肥満に関連する腎臓病、睡眠時無呼吸症候群、腰痛、膝関節炎などの運動器疾患です。

肥満症と診断されたのなら、医学的に減量が必要ということになります。

しかし、このBMIという基準にも問題があります。健康診断では一応の判断基準が必要になるため、BMIが設定されていますが、あくまでも身長と体重から割り出した数値ですので、筋肉質の人でも脂肪が付いている人でも、身長と体重が同じであれば同じ数値になります。ですから体格の良い野球の選手などは、みんな肥満と判定されてしまいます。もちろん内臓脂肪がどの程度付いているかは分かりません。

体重の中身の問題、体重の変化の問題を踏まえて考えていくべきだと、私は考えています。

人間の体というのは二〇歳ぐらいまでに骨格ができあがるので、その後に増えた体重は、脂肪が増えているということです。ボディービルをやっている人でもない限り、筋肉で体重が増えていくことはありません。

例えば、現在、ＢＭＩが二二で適正であったとしても、二〇歳頃に痩せていて、そこから一〇kg太ったのであれば、その人にとっては脂肪の付き過ぎになるかも知れません。

脂肪の付き過ぎが肥満の元凶なので、肥満の基準というものは、単に身長と体重から一律に割り出すのではなく、オーダーメイドで考えていかなければならないと思います。

体脂肪率を測定し、ＢＭＩが二二でも体脂肪率が三〇％以上であれば、それは脂肪の付き過ぎによる肥満ということになります。

また、メタボ検診では、腹囲の基準値も男女別に定められています。

男性の腹囲の基準値＝八五㎝未満
女性の腹囲の基準値＝九〇㎝未満

しかしこの基準は身長を無視した基準値であって、身長が一六〇cmの人と一九〇cmの人とで同じ基準を用いるのは、無理があるのではないでしょうか。

私は、「身長の半分」を基準にし、例えば身長一六〇cmの人は、腹囲が八〇cmを超えたら注意するという方が、はるかに現実的だと考えています。

内臓脂肪が付くのは親からの遺伝か？

太っている原因の三〇％ぐらいは遺伝の要素で、残りの七〇％は環境によるものです。

肥満遺伝子というものが、今分かっているだけでも五〇種類以上あります。この遺伝子を持っている方は、普通の人と同じ量の食事を食べても、太りやすいのは確かです。ただ、**肥満遺伝子を持っているからといって、必ずしも太るとはいえません。**その方でも食べ過ぎなければ太りません。ただ、食べ過ぎれば他の方よりも少し太りやすいといった程度のものです。つまり、遺伝子の問題よりも、食べ過ぎや運動不足などの環境の影響の方が大きいのです。

子供の頃から太っている方の場合は、皮下脂肪が付いている皮下脂肪型の肥満です。皮下脂肪とは皮膚のすぐ下に付いている脂肪ですが、そんなに悪さをしません。

しかし、子供の頃から太っているということには、生活習慣の中に太る原因があるわけです。大人になってもその原因が続いていれば、皮下脂肪だけでなく内臓脂肪も付いてきてしまうので、問題になります。

ちなみに肥満遺伝子は、「倹約遺伝子」とも呼ばれています。

原始時代、いつ食糧が枯渇して飢餓に陥るか分からない状況で、食べたものをエネルギーとして使わずに脂肪として体に蓄えておくような体質の人が大飢饉を生き延び、その遺伝子が現代まで伝わってきたと考えられています。無駄なエネルギーを使わず脂肪に備蓄するから、「倹約」遺伝子というわけです。

しかし、現代のような飽食の時代になると、脂肪に備蓄するという特性は、逆に脂肪が蓄積しやすく太りやすいということになり、「肥満遺伝子」ということになるわけです。

本来同じものであるにもかかわらず、**原始時代から現代への食糧事情の大きな変化によって、「倹約遺伝子」は「肥満遺伝子」**に名称を変えたのです。

内臓脂肪の付きやすさ～男女差や人種差ってあるの？

女性ホルモンが内臓脂肪を付きにくくしているため、女性の場合は更年期までは皮下脂肪型が圧倒的多数です。太っても皮下脂肪に付くのです。

男性は三〇代から太ると内臓脂肪が付いてしまいます。ですから**男性は三〇**

代頃から内臓脂肪が付かないような生活習慣を身につけることが必要です。

女性の場合、更年期の症状が出始める五〇代頃から内臓脂肪に注意が必要なわけですが、五〇代になって、今まで脂肪が蓄積するような生活習慣を続けていた方が、いきなり改善するのは大変です。ですからなるべく若いうちから内臓脂肪の弊害を知り、内臓脂肪が付かないような生活を送ることが大切です。

また、内臓脂肪の付きやすさには、人種差もあります。**日本人は欧米人と比べて内臓脂肪が付きやすい**といわれています。

同じＢＭＩで比べてみても、日本人と欧米人では、日本人の方が体脂肪率が多い傾向にあります。また、日本人は他の民族より脂肪肝（肝臓に中性脂肪が溜まってしまう病気）の方が多いというデータもあります。

日本人のＢＭＩ値が二五以上を肥満とし、アメリカ人では三〇以上が肥満になるということは、日本人の方が脂肪に弱い民族であるということです。日本人はＢＭＩ値が二五を超えると病気になりやすくなりますが、アメリカ人は三〇ぐらいまでは病気になりにくいといえるのですから。

また、これはあくまでも推論ですが、日本人を含むアジア系人種と、白人系人種を大別してみると、アジア系人種の方が、飢餓によく晒されていたのではないか、との見解もあります。飢餓に備えるために倹約遺伝子が発達し、内臓脂肪をすぐに蓄えられるような体になったのではないか、という説です。最近の研究では、日本人などのアジア系人種は、ＢＭＩが二三を超えると「糖尿病の発症リスクが高くなる、と報告されています。

～脂肪の種類を知っておこう～内臓脂肪と皮下脂肪

体に付く脂肪を「体脂肪」といいます。一口に体脂肪といっても、次のようないくつかの種類があります。

- 内臓脂肪…………内臓周辺に付く脂肪
- 皮下脂肪…………皮下に付く脂肪
- 異所性脂肪………内臓そのものや筋肉などに付く脂肪（例：脂肪肝）

腹筋の上に付くのが皮下脂肪で、**腹筋の中に付くのが内臓脂肪**です。しかし、顕微鏡で見てもその違いは分かりません。ですから、付く場所で区別した名称にな

内臓脂肪と皮下脂肪

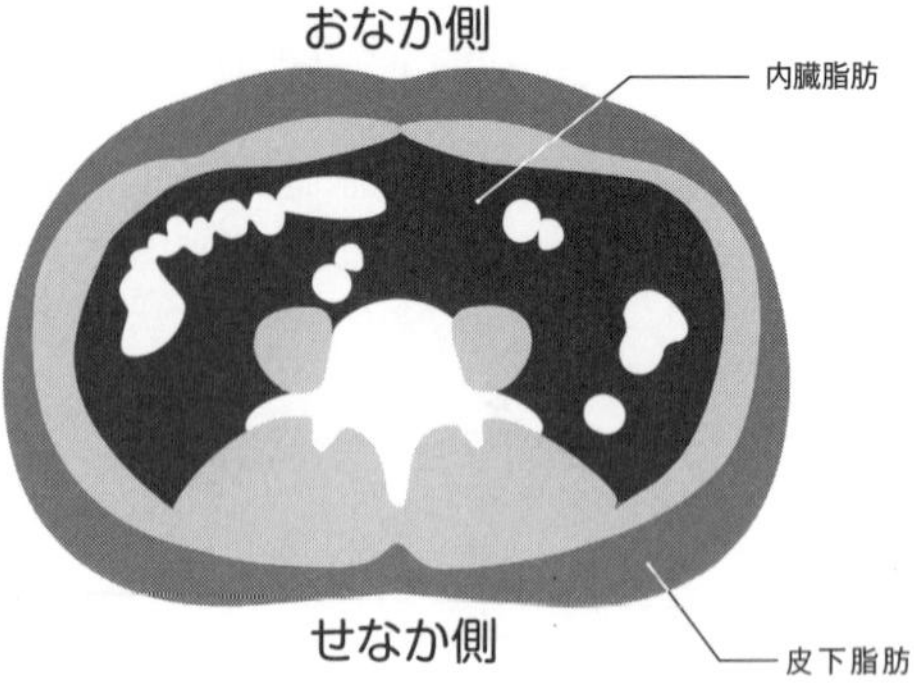

ります。

ぽっこりしたお腹を手で掴んで分かるのが、やわらかくなってしまった筋肉や皮下脂肪です。内臓脂肪はつかめません。

さて、健康診断などで、「中性脂肪」や「コレステロール」という言葉を耳にすることがあるかと思いますが、内臓脂肪や皮下脂肪とごっちゃになっていませんか。分かりやすく言えば、これらは血液中の脂肪の種類になります。

・コレステロール……人間の細胞膜やホルモン、胆汁酸の原料となる脂質で、人が生きていく上で欠かせないものです。
・中性脂肪……体を動かすエネルギー源となる脂質です。必要なエネルギーを脂肪として貯蔵する働きがあり、増え過ぎると、皮下脂肪や内臓脂肪が過剰に付く原因となります。

この中でもコレステロールはよく悪者扱いされていますが、そのあたりを少し解説しましょう。

脂肪は水に溶けませんので、コレステロールそのものが単体で血液の中を流れることはありません。コレステロールはタンパク質とリン脂質（アポタンパク）に包まれて血管の中を流れています。このコレステロールがアポタンパクに包まれたものを

「リポタンパク」といいます。

コレステロールは肝臓で作られて、リポタンパクとして体のあちこちへ運ばれて細胞膜やホルモンの材料となります。この運ばれて行く方のコレステロールを「悪玉（LDLコレステロール）」と呼んでいます。運ばれて行く量が多過ぎると、余ったコレステロールが血管の壁に付いて、動脈硬化の原因となります。ですから「悪玉」と呼ばれているのです。

逆に余ったコレステロールを回収して肝臓に帰ってくるものを「善玉」といいます。**コレステロール自体に区別はなく、悪玉も善玉も一緒のものです。**ただ、組織に行くリポタンパクが「悪玉」、帰ってくるリポタンパクが「善玉」と呼び分けているということです。

太り方で分けられる肥満の三タイプ～
皮下脂肪型と内臓脂肪型と混合型

肥満にも色々と種類があります。

・皮下脂肪型……体形でいうと、お尻や下半身が大きくなる痩せにくいタイプです。
・内臓脂肪型……体形でいうと、お腹が出ているタイプです。
・皮下脂肪・内臓脂肪の混合型……子供の頃から太っていて、大人になっても太っていると、皮下脂肪と内臓脂肪の両方の脂肪が付きます。

大ざっぱにいえば、皮下脂肪型の方が脂肪が落ちにくく、内臓脂肪型の方が脂肪が落ちやすいといえます。

若い頃の脂肪は皮下脂肪に貯蔵され、大人になってくると内臓脂肪に貯蔵されます。皮下脂肪は、基本的な貯蔵庫、内臓脂肪は臨時の貯蔵庫ということです。内臓脂肪は元々不要な脂肪ですので、痩せるときにはまず内臓脂肪から落ちていきます。

脂肪はエネルギーの貯蔵庫ですから、本来とても大事なものなのです。だから基本的な貯蔵庫である皮下脂肪が、そんなに簡単にとれてしまってはいけないのですね。

もしそうなってしまうと、また食糧危機に陥ったりしたら、エネルギー貯蔵庫を失った人類は、絶滅することになってしまいます。

●第2章

こんな生活をしていませんか？

知らずしらず内臓脂肪を溜めてしまう生活習慣

こんなセリフばかり言っている人は要注意！内臓脂肪を溜め込んでしまう二二の太る口ぐせ

今までの診療経験から、太る人には共通する口ぐせがあるように思います。減量の妨げともなるセリフなので、「太る口ぐせ」といえるでしょう。代表的なものをいくつか挙げてみます。

太る口ぐせ①「そんなに食べていないんですけど・・・」

太っているにもかかわらず、「そんなに食べていないんですけど……」と言う方は、食べ方に問題があるケースです。つまり、食べたことを忘れるような食べ方をしているのです。朝昼晩の三食は少なめに食べていたとしても、それ以外に「なんとなく」

食べていて、それを忘れてしまっていたりとか。例えば、三時になるとなんとなくお菓子を口に入れていたり、夜更かしをしたときにぼんやりと間食してしまったり……。それからイライラしているときに、やけ食いしたり、やけ酒を飲んだりすると、ついつい食べ過ぎ・飲み過ぎとなり、はっきりと記憶に残らなかったりします。

家族の食卓の後、お皿に残ったあまり物を「片づけ食べ」するのも忘れがちな食べ方です。

また、早く食べ終えると、感覚的にそんなに食べていないと錯覚する場合もあります。

一日中デスクワークで座ったきりの方などは、カロリー消費が少ないことに加えて、筋肉の衰えによって基礎代謝も低下し、それほど食べていなくても太ってしまうこともあります。

はっきり言えることは、食べた分のカロリーと運動などで消費したカロリーが釣り合っているのなら、太ったりはしないということです。

太る口ぐせ② 「太る体質なので仕方ありません」

太る体質というのは、確かにあります。肥満遺伝子と呼ばれるものが五〇種類ほど見つかっていて、この遺伝子の組み合わせによって太りやすさに違いが出ます。しかし遺伝的な影響は三割ほどで、あとの七割は生活環境の影響です。親が太っていると子供も太っている傾向にあるのは、遺伝というよりも、同じような食事をみんなでとっていたり、運動の習慣があるかどうかなど、親の生活習慣の影響が大きいのです。家族みんなが太っていると、ペットの犬まで太っているという研究論文もあるくらいです。

「太る原因は遺伝なんだ」と言い訳をせず、まずは生活環境を整えるところから始めてみませんか。

太る口ぐせ③「水を飲んでも太ります」

「水太り」という言葉もあるくらいなので、「水を飲んで太ることもある」と思い込んでいる方もいらっしゃるのではないでしょうか。

はっきり言いましょう。水はノンカロリーなので、いくら飲んでも脂肪が付くことはありません。当たり前ですが、飲んだ量だけ体重が増えるだけです。これは水分が増えたので、脂肪が増えて太ったわけではありません。飲んだ水は、半日ぐらいで汗や尿として体外に出てしまいます。ただ、心臓や腎臓が悪くなると、水を飲んだだけでも体重が増え続けることがあります。これは浮腫（むくみ）なので、そのような兆候が見られたら、迷わず精密検査を受けてください。

一方、男性に多いのですが、痩せるためにサウナで汗をかき、体を絞った気になっている方がいます。しかし、いくら長時間サウナで汗をかいても水分が出るだけで、決して脂肪は減りません。身体には一定量の水分が必要なため、必要以上に水分が出ていけば、のどが渇いて水を欲し、結局、体重は元に戻ります。

太る口ぐせ④「あの人の方が太ってますよ」

人間とは、なかなか自分を正しく客観視することが難しい生き物です。頭の中でイメージしている自分の姿が、実際よりもちょっと良い姿であることは、誰でも往々にしてあるのではないでしょうか。太っている自覚のある人でも、頭の中の自分の姿は、実際よりも少し痩せていたりします。ですから、自分と同じくらい太っている人に出くわしても、「あの人の方が太っている」と思うようです。

そんな間違った自分のイメージを払拭すべく、まずは全身の映る鏡で、お腹を凹ませたりせず、自分のありのままの姿を正しく認識してください。正面だけでなく、側面、背面等、様々な角度から自分の身体を点検してみましょう。

ちなみに、太った友達がいる人は太る傾向にあります。太りやすい食事の内容や、タクシーでの移動、間食のおやつを分け合って食べたりしているうちに、太っている人の生活習慣が伝染してしまい、太ってしまうのです。

「あの人の方が太っている」と思ったら、一度立ち止まってわが身を省みてください。

内臓脂肪を減らしたいのなら、まずは現実を直視する勇気を持ちましょう。

太る口ぐせ⑤「痩せようと思っているんですけど・・・」

仕事でもそうですが、先送りして良い結果が出ることは、まずありません。痩せることについても同じで、「いつか痩せられたらいいなあ……」ぐらいの曖昧な気持ちで取り組んでも、今日やるべきことが「明日やればいいや」になり、「来週やればいいや」になり、「いつかやればいいだろう」になって、その「いつか」はいつまでたってもやって来ないことになります。

痩せるためには、「本気で痩せたい」という強い動機が必要です。好きな食べ物をある程度制限したり、今まであまりやってこなかった運動を始めたりと、面倒なことをしなくてはいけなくなるわけですから、ある程度強い動機がないと続きません。

ちなみに私自身、食事に気をつかい、週二回は水泳で体を動かしています。私にとっての強い動機は、なにより患者さんに納得して治療にあたっていただくためです。もし私が太っていたら、どんなに「痩せる努力をしましょう」と患者さんに働きかけたところで、何の説得力もないでしょう。

どれだけ痩せられるかは、動機の強さに比例するということです。

太る口ぐせ⑥「太ったけど体調はすごくいいんですよね」

このような発言が出るということは、まだまだ痩せようとする動機が弱い段階にあると言わざるをえません。そういう人は、痩せることにあまりいい印象を持っていないことが多いようです。痩せると皮膚がたるみ肌のハリがなくなる、実際の年齢より老けてみられる、元気がなくなったという印象を持たれるのではないか……などなど。

目先のことにとらわれることなく、太ったままでいることのデメリットと痩せた場合のメリットを洗い出してみてください。健康面だけでなく、金銭面でも人生にどんな影響を与えるのか、もっとスケールを大きく考えれば、病気になって医療費が増えると国はどうなってしまうのか。健康長寿を願うのなら、少しだけ遠い将来をイメージし、生活習慣を改善してみましょう。日々のささやかな努力の積み重ねが、医療費の削減という大きな国益につながっていくのですから。

太る口ぐせ⑦「付き合いが多くて・・・」

会社の経営者や営業マンだったりすると、夜のお付き合いが多いですよね。確かに夜のお付き合いも仕事のうちだと思いますから、それを無理に減らせとは言いません。しかし、お付き合いが多いことを太っていることの言い訳にするのは、少々筋違いです。なぜなら、お付き合いが多くても、太っていない方がいるからです。そういう方は、お付き合いが多いからこそ、日頃から自分の体重をチェックし、運動するように心がけ、会食の場でも食べ過ぎや早食いに気を配っているのです。

飲み会などでは、とかく雰囲気を悪くしてはいけないと配慮するあまり、勧められるままに飲食してしまいがちです。自分が幹事であれば、お店や選びやメニューの選び方に一工夫できるのではないでしょうか。

毎朝、体重計に乗り、体重の変化をチェックしましょう。

太る口ぐせ⑧「ちょっと面倒ですね」

「面倒くさがってばかりいると太る」――逆に言うなら、「太っている人は面倒くさがり屋」とも言えます。太った人の前に、皮をむいた甘栗を置いたときと、皮つきの甘栗を置いたときとでは、後者の方がはるかに食べる量が少なかったという実験があります。皮をむくのが面倒くさいから食べる量が減るのなら、その習性を利用してみましょう。例えば、お菓子などを目の前に置いておくから食べてしまうのです。常にお菓子がタンスの上にあったり、別の部屋に置いてあったり、すぐに取り出せない場所にしまっておけば、本当の食欲ではない〝なんとなく口に入れてしまうニセの食欲〟にとらわれることはないでしょう。

運動については、面倒くさい、辛い、やりたくないという思いを少しでも減らせるような、楽しみの要素を持たせることです。仲間と一緒に楽しめるゲーム性のあるスポーツをやるとか、定期的に運動の効果を測ってモチベーションを刺激してくれるようなジムに通うとか、写真が趣味ならあえて山登りをして写真を撮るなど、楽しい目的がもうひとつあれば、続けやすくなるでしょう。

太る口ぐせ⑨「お菓子は絶対食べません」

まじめで完璧主義者ほど、百かゼロかという考え方に陥りがちです。いきなり「お菓子は絶対食べない」という高いハードルを設定しても、これだけ世の中にお菓子が溢れている時代に、そのような目標を守るのは不可能に近いことです。結局、我慢が続かずにお菓子を食べてしまい、「自分は意思が弱い」とネガティブな言い訳をする……。

そういう方は、運動についても、毎朝必ず一時間ジョギングする、今月中に体重を五kg落とすといった高い目標を設定します。初めはものすごく熱心に頑張ったとしても、一日二日できなかっただけで、「やっぱりダメだ」と全部止めてしまいます。

どんなに頑張ってやろうとしても、外が土砂降りでジョギングできなかったり、風邪を引いて高熱を出していたりすれば、「毎日必ず」という目標は、守れないことになります。そういうときに無理して運動したりすれば、事故を招いたり、かえって体調を悪化させたりすることにもなりかねません。

本当はその方の意思の弱さに原因があるのではなく、守ることができないほど高い目標を設定してしまったことに原因があるのです。

生活習慣の改善は、継続して取り組んで初めて効果が出るので、一〇〇点を目指さず、実現可能な目標を作り、気楽に気長に始めてみましょう。

太る口ぐせ⑩「痩せようと思えばいつでもできます」

何回かダイエットを試してみた女性の中には、痩せることはいつでもできると、妙な自信を持っている方がいます。断食、炭水化物抜き、リンゴだけ食べるなど、普段の食事からおおよそかけ離れたダイエットは、一時的に体重が減ったとしても、長く継続することができませんから、必ずリバウンドがやってきます。

また、男性の中にも学生の頃に体育会系だった方など、いつでも痩せられると豪語する方がいます。健康診断でメタボの診断が下されると、若い頃に身につけたトレーニング方法で、ガンガン運動を始めてしまいます。しかし、若い頃とは体力も体形も変わっているうえ、仕事を持ちながら激しい運動を続けられるはずがありません。その上、長く運動をしていなかった人が、急に激しい運動を始めると、足腰や心臓に負担がかかり、とても危険です。

太ってしまった原因は、現在の生活の中にあるのです。原因となっている悪い生活習慣を改善しようとせずに、いきなり特殊な方法を取り入れてみたところで、長く続くわけがありません。結局、元の悪い生活習慣に戻り、リバウンドしてしまいます。

減量とリバウンドを繰り返すことをヨーヨー現象と呼びます。ヨーヨー現象の結果、筋肉の少ない太りやすい体になっていきます。人は急激に体重を落とすと、筋肉や骨などの身体の大切な部分も落ちてしまいますが、リバウンドするときは体脂肪だけが付くからです。間違ったダイエットを繰り返すぐらいなら、何もしない方がまだましなのです。

また、人は誰しも年齢とともに基礎代謝が下がっていきます。基礎代謝が下がると、若い頃は寝ていても消費していたカロリーも下がってくるので、徐々に太りやすくなります。さらにファッション感覚も若い頃より鈍ってきますから、楽に着られる服を選ぶようになり、それに合わせてウエストサイズも増えていきます。

「いつでも痩せられます」と宣言することは、〝今すぐ痩せようとは思わない〟という気の緩みの現れでもあります。気の緩みは体の緩みにつながります。ファッション感覚を失わず、新しいトレンドにアンテナを張り、オシャレな服を着るようにしましょう。自分の体に合った服を着ていれば、自分の体形の変化を敏感に感じ取れるはずですから。

太る口ぐせ⑪「○○kgまでは痩せられるけど、ここからは痩せません」

この口ぐせを正しく言い換えるなら、減量を始めて少しすると、まったく体重が落ちなくなる〝壁〟の時期が訪れるため、「○○kgまで順調に痩せた後、痩せなくなる時期がきます」ということになります。このような停滞期は、体の危機管理機能が働いているためにおとずれるもので、自然な現象です。

お給料が減ってしまった家庭では、減る前の生活水準を続けていたら家計が破たんしてしまうので、なんとかそのお給料で家計を回そうとしますよね。体も同じで、今までよりも少なくなったカロリーで、なんとか体内環境を維持しようと省エネ化をはかり、消費カロリーを少なくします。

停滞期になると、食べたものをもっと効率良く体で使うような働きが高まり、エネルギーをあまり消費しないよう基礎代謝が低くなったり、活動に使われるカロリーの量も減らすようになり、体が〝節約〟の方向で頑張り始めます。

脅すわけではありませんが、本当の減量はこの第一回目の停滞期から始まると言ってもいいでしょう。ここがリバウンドするかしないかの分岐点になります。減らした体重を維持しつつ、粘り強くダイエットを続ける忍耐力が必要になってきます。停滞期は長くて二週間ほど続き、ダイエット中に何度か訪れます。二週間我慢すれば、体の省エネ化も限界にきて、また痩せ始めます。少し運動量を増やすと、停滞期を短縮することも可能です。停滞期が二週間以上続く場合は、食事の摂取量が多い可能性があるため見直しが必要です。

太る口ぐせ⑫「努力したはずなんですけど」

目標を決めて食事を節制し、運動をしっかりやったのに、痩せないというケースがあります。痩せないならまだしも、逆に少し太ってしまう方もいます。「あんなに頑張ったのにおかしい。この体重計が壊れているのでは?」とご立腹になる方もいます。

確かに部分的にはとても努力したのかもしれません。しかし一方で「頑張ったご褒美」と称して、食べたり飲んだりしなかったでしょうか。あるいは、運動後に仲間とお茶してませんか。人はすごく一所懸命頑張ったことは記憶に深く刻まれるのですが、得てしてそれ以外のことは忘れがちだったりします。

正しく自己管理をするためには、物事を感覚的に捉えるのではなく、しっかりと継続的に記録して、自分の生活習慣全体を客観的に見つめ直すことです。

毎日体重計に乗ったら、体重をグラフに記録するのが良いでしょう。ただ数字を見るよりも、グラフにした方が、体重の増減を視覚に訴えられるからです。体重が少し増えたら食事を少し減らして運動を多めにする日を設ける等、適切な対応ができるようになります。

また、その日に食べたものを記録する「食事日記」をつけてみるのもいいでしょう。つい口にしてしまったチョコレート一かけ、あめ玉一個など、普段は忘れていることに気づくはずです。巻末に食事日記の記入シートが付いていますので、コピーしてお試しください。

そういう努力を続ければ、必ず結果が現れます。正しく事実を把握することで問題点が明確になり、現実的な目標を立てることができるようになるのです。

氏名

平成　　　　　年　　　　　　日（　　　）

どんな気分で　空腹感はあるか あれば⊕、なければ⊖	運動量（歩数）	体重
あわただしく 空腹⊕	犬の散歩 10 分	①起床直後 60.5kg
目についたので何となく 空腹⊖		(②) 朝食直後 61.0kg
少しイライラして	買い物ほか 40 分	
お腹は空いていないが 時間なので食べる 空腹⊖ 甘いものが欲しくなって		
間食をしたので空腹感はなかったが全部食べた 空腹⊖		③夕食直後 61.8kg
お風呂上がりのどが渇いたので 空腹⊖		(④就寝直前) 61.5kg
	合計　6,000 歩	

食事日記の一例

《目標》

時刻	献立	めやす（具体的に）	どこで何をしながら
8：00	ごはん 味噌汁 （わかめ、豆腐） あじの開き みかん	普通茶碗1膳 1杯 中1枚 1個	台所で 新聞を読みながら
10：30	クッキー （チョコチップ入） コーヒー 砂糖 ミルク	大1枚 1杯 スプーン2杯 たっぷり	居間で テレビを観ながら
11：30	ガム	1枚	歩きながら
12：00	チョコペストリー チョコココロネ オレンジジュース ピーナッツ	1個 1個 コップ1杯（200cc） 3つかみぐらい	台所で テレビを観ながら 居間で テレビを観ながら
18：30	ビーフカレー マカロニサラダ ビール	1人前（中皿普通盛り） 1パック分（買ってきたもの） 350ml 缶1本	 台所で 家族と話しながら
22：00	アイスクリーム （バニラ）	1個（200ml）	居間で テレビを観ながら

内臓脂肪が付きやすい食べ方～朝抜き、早食い

内臓脂肪が付きやすい方は、統計的にみると朝食を食べない方が多いようです。それは結局、お腹が空いているので、昼までにお菓子を食べてしまうとか、昼食をドカ食いしてしまうという傾向があるためです。

それから、夜中にアイスクリームなどを食べる方。内臓脂肪が付きやすい食べ物の筆頭は、糖分を含む食べ物です。その中でも単純糖質（繊維質を含まずそのほとんどが糖質でできているもの。例：砂糖）といって、食べたときに甘いと感じるものを多く含むお菓子類は要注意です。特にアイスクリームや洋菓子は、乳脂肪やバターなどの脂肪分も多いので、内臓脂肪が付きやすくなります。

男性で多いのが、飲んだ後のシメにラーメンを食べる方。炭水化物の摂取量が多すぎるため、内臓脂肪が付いてしまいます。早食いもよくありません。

お酒も太る原因にはなります。しかし、それがお酒自体なのか、お酒を飲んだときのつまみの内容なのかを、よく見極めねばなりません。

お酒を飲むと、長時間つまみ類を食べるため、どうしても食べる量が増えます。ですから、お酒自体というよりも、**お酒を飲むとつい気が緩んで食べ過ぎてしまうといった、お酒を飲んでいる状況が問題**なのです。

ただ、お酒の中でも甘い味付けのカクテルは避けた方が良いでしょう。

ウイスキーや焼酎やブランデーといった蒸留酒の方が糖が入っていないので、太らないと言っている方もいますが、それは誤解です。醸造酒の中に入っている糖は、多量に飲まない限り無視できる程度の量であって、ワインを飲むか焼酎を飲むかで明らかな差があるとは思えません。

それよりも、蒸留酒の方がアルコール度数が高いので、そちらの方が問題であると思います。アルコール自体にカロリーがあるので、アルコールの作り方の違いによる種類を問題視するのではなく、カロリー量も含めて、アルコール全体を考える必要があるのです。

また、濃いアルコールは、食道の粘膜を刺激して食道ガンの要因になります。現在、日本では食道ガンが増えてきていますので、内臓脂肪とは直接関係はありませんが、気を付ける必要があるでしょう。

内臓脂肪が付きやすい性格や職業

内臓脂肪が付きやすい性格としては、まずストレスを溜めやすい人が挙げられます。ストレスそのものが副腎皮質ホルモンの分泌を促し、それが内臓脂肪を溜める方向に作用します。

また、タバコを吸う人も内臓脂肪が溜まりやすくなります。

内臓脂肪を溜めやすい職業としては、パソコンを使っている方が多いですね。一日中パソコンに向かい合っている職業の方は、完全に運動不足になります。定年退職してパソコンを始めた方なども、太り出す方が多いようです。何時間も時間を忘れて作業してしまい、結果的に運動不足になってしまうのです。

太った人と普通の人とでは、一日当たりの座っている時間が二・五時間違うというデータがあります。つまり、太っている人の方が普通の人よりも二・五時間も多く座っているということです。運動を始めるというよりも、座っている時間をできるだけ短くすると考えた方が、太っている方には取り組みやすいかもしれません。

それから、シェフや板前さんなどの料理人も太りやすい職業です。味見をしたりして食べてしまうこともありますが、自分がお客になる場合でも、作った人の気持ちが分かるので、せっかく心を込めて作ってくれたものを残したら悪いと思い、すべて食べてしまう傾向があるからです。

●第3章

内臓脂肪を減らす生活習慣を身につける

二つのコツと三つの「き」

最もシンプルな内臓脂肪を減らす二つのコツ

内臓脂肪を減らすための最もシンプルなコツは、たった二つです。

①早食いをやめる。
②間食を減らす。

なぜこの二つかというと、まず、誰でもすぐにその日から始められる、とっつきやすい事柄だからです。早食いは結局、大食いにつながります。必要以上に食べてしまうのは、食事の量が多いか間食が多いかということになります。

早食いをやめると大食いがなくなります。

食べ始めてからだいたい二〇分ぐらい経たないと、満腹中枢は刺激されません。例えば一〇分で食べ終わってしまうと、満腹中枢がまだ刺激されないため、もっと食べたくなってしまうのです。ゆっくり食べるとそれなりに満腹感が出てくるので、「このあたりでもういいかな」と、適度な量で食事を終えることができます。

早食いをやめるコツとして、**とにかく「一〇回噛む」**ということをアドバイスしています。よく噛むということは、満腹中枢を刺激して満腹感を促すので、非常に重要です。食べ物もやわらかくて簡単に咀嚼できるものではなくて、ちょっと硬いものとか、ナイフとフォークを使って食べるものにするとか、そんな工夫をするだけでも早食いが抑えられるでしょう。

カレーライスなどのように、早く食べられるようなメニューはあえて選ばないという配慮もできるかと思います。

例えば、複数人で食事をしているとき、「この中で一番初めに食べ終わることのないようにしよう」と心がけるのも、早食い防止に良い方法です。

早食いは体育会系だった方や、普段仕事が忙しい方に多い傾向があります。

そういう方は、結局のところ、食事を味わっていないのです。義務としての食事、体力をつけるためだけの食事になってしまっています。

本来、食事というものは、噛んで味わって、楽しんで食べるものだと思います。

日本の懐石料理は、ゆっくり味わって食べられるような献立になっています。だから、そんなに量が多くないのに、満腹感が出て、満足できるのです。

「一〇回噛む」というコツと一緒に、**食事に最低でも二〇分はかけると**いうルールも取り入れてみてください。ご飯茶碗を持ちっぱなしで食事をするのではなく、一口食べたら茶碗と箸を置き、ゆっくり噛むという癖をつけてみるのもいいと思います。野菜を先に食べるのもいいでしょう。野菜を食べるにはよく噛まなければなりませんから、必然的に食事に時間がかかります。

そうアドバイスすると、キャベツダイエットのように、毎食、食事の初めにキャベツを食べるようにしたりする方がいますが、毎日同じものを食べるのは飽きるので、長くは続きません。続けられそうにもない習慣を無理に始める必要はありません。

間食を減らすコツは、とりあえず、今まで食べていた量を半分にするところから始めてみることです。お腹が空いていないけれど、とりあえず三時になったら食べてしまうというのが間食です。つまりはクセなのです。どうしても食べたいのなら、洋菓子は和菓子に、和菓子は果物に、と変えればカロリーが少なくなります。

ニセの食欲とは食べたい欲求だけで、お腹が空いているわけではないので、惑わされないようにしましょう。

⚠ 内臓脂肪を減らすのに必要な三つの「き」①～一つ目は「動機」

例えば彼氏に「ちょっと痩せたら……」と言われると、若い女の子は一生懸命ダイエットします。ところが奥さんがご主人から「少し痩せろよ」と言われても、蛙の面に何とかで、余計なお世話とばかり、お菓子を食べ続けるでしょう。一体、この違いは何なのでしょうか。

それは「動機の強さ」なのです。内臓脂肪を減らすには、まず、なぜ減らさなければいけないのかという、はっきりとした動機を持たなければいけません。


私は、**糖尿病や高血圧は、実は病気ではない**と考えています。

例えば、結核であれば、体内に結核菌が入って感染してしまったという病気です。結核菌のない人が正常ということで、両者の違いは明快です。

一方で、糖尿病は、空腹時の血糖値が一二六（mg/dl）以上を糖尿病とする診断基準があります。しかし、血糖が一二五の人と一二六の人との違いはなんでしょうか。それは統計をとった結果、血糖値が一二六以上の人が色々な糖尿病の合併症を発症することが多かったと言うことです。では一二五の人は合併症を発症しないかと言えば、そんなことはありません。もっと言えば、一一〇の人だって一〇〇未満の人に比べれば、合併症が発症する可能性は高くなります。つまり、基準とは明確な線引きではなく、グラデーション状に連なっているものなのです。ただ、病気を診断するために、どこかで線引きをしなければいけないので、一二六以上という基準を設けたのです。

私は、血糖値が一〇〇の人と一二六の人との違いは何かと言えば、それは体質の違いなのだと考えています。つまり、一二六以上の人は血糖値が上がりやすい体質ということです。まずはそういう自分の体質に気づいていてほしいのです。

それに気がついたなら、次には血糖値が上がらないような、自分の体質に合った努力をすればいいのです。その努力を怠れば、将来、本当に病気（糖尿病の合併症）になってしまいます。

「糖尿病になった」ということは、正確に言うならば、「血糖値が上がりやすいという自分の体質に気づいた」ということなのです。

日本での血糖値の正常とされる値は空腹時で一一〇（mg/dl）未満です。しかし、欧米は一〇〇未満にしています。日本にいると「一〇九なら正常だ」と安心してしまいます。だから、血糖値が一二六以上でなくても、一二五だって一〇五だって、一〇〇未満の人に比べれば、血糖値が上がりやすい体質であることを意識すれば、まずは一歩前進なのです。

血糖値の上がりやすい体質であることに気づいたなら、「糖尿病にならないように」あるいは「糖尿病の合併症が出ないように」という、**明確な動機を持って内臓脂肪を減らしましょう。**

糖尿病に限らず、高血圧や、コレステロールや中性脂肪が高い脂質異常症（高脂血症）など、〝グラデーション状の病気〟は、上がりやすい体質の上に、内臓脂肪が付き過ぎると、悪化していきます。体質は、現代の医学では治せません。体質に逆らった生活をすると、将来病気になるということです。**すごく簡単に言えば、体質に合った生活をすればいい**のです。

体質とはＤＮＡです。血糖値が上がりやすい体質、血圧の上がりやすい体質、コレステロールの上がりやすい体質の方がいます。残念ながら他の人と同じものを食べていても上がってしまう――それが体質ということです。

極端に言えば、それらの数値が上がらない体質の方であれば、別に太っても構わないわけです。

早い段階で自分の体質に気づいて、強い動機を持って内臓脂肪を減らす生活改善をすれば、病気が未然に防げるのです。

⚠ 内臓脂肪を減らすのに必要な三つの「き」②〜二つ目は「知識」

「動機」づけのためにも、その次に必要なのが「知識」です。内臓脂肪が付き過ぎて起こる病気に関することや、なぜ自分が太ってしまったのかという原因を知ることが大切です。そして、内臓脂肪に関連して発症する病気の正しい知識が得られたら、これは是非とも予防しなければいけないという、動機にもつながるはずです。

自分の太ってしまった生活習慣に気づき、ある程度の知識を持っていないと、管理栄養士から「食事を一五〇〇kcalに抑えてください」と言われたところで、それを理解して行動に移すことができないでしょう。正しい知識がないから、誤ったダイエットを始めてみたり、勝手な食事制限を試してみたりして、逆効果になることもしばしばあります。

ちまたにはたくさんのダイエット方法が溢れています。「どのダイエット方法が最も有効なのか」と問われても、人それぞれ太った原因や性格が違うので、ゆえにダイエットの方法も人それぞれ違うわけです。ひとつの正しい定理があって、それに万人が従うというわけではなく、自分に合ったダイエットをすべきなのです。

甘いものばかり食べている人には、糖質制限が有効ですし、脂っこいものばかり食べている人には、脂肪の制限をしましょうとアドバイスすることになります。

そのような**個人差を見極めず、同じ方法を適用するから、一部の人には効いたけれども、大半の人には効かなかったという結果になる**のです。

そこで**「オーダーメイド治療」**という考え方が必要とされてくるわけです。

もし「オーダーメイド」を自分で実践するのだとすれば、自分で太った原因を究明しなければなりません。

太った原因は人ぞれぞれ違いがあるので、自分で分からなければ改善しようがありません。それを究明せずに、自分に合っていない方法でやってみても、長続きしません。今の生活習慣を微調整しながら少しずつ変えていく方が、長続きするのです。

内臓脂肪を減らすためには、**どうして太ってしまったのか、どういう方法なら痩せられるのかといった、正しい理解と正しい知識が必須なのです。**また、生活習慣の改善を続けていくうちに、自分はどのような状況になると食べてしまうのか、何をきっかけに挫折してしまうのかなど、新たな知識が得られ、根気強く続けていくための対策が練られるようになります。

⚠ 内臓脂肪を減らすのに必要な三つの「き」③～三つ目は「根気」

「動機」、「知識」ときて、最後は「根気」です。

メタボ検診などに引っかかった方で典型的なのが、栄養指導後に、いきなりフル回転でガーッとやってしまう方です。一カ月で一気に五kg落とし、その後が続かない……という体育会系のタイプです。これはマラソンでいきなりスパートしてしまうようなものです。内臓脂肪を減らすには、じっくりとペース配分を考えなければなりません。

メタボ検診で指導されると、「絶対お菓子は食べません」「必ず毎日一万歩歩きます」などと無理な目標を立てて、それが守れないと、「私は根気がないから……」と諦めてしまう方がいますが、これは根気がないからではなく、目標が高すぎるから長続きしないのです。

「なるべくお菓子は食べないようにします」「できるだけ一万歩に近づけます」といった、守りやすい目標から始めてください。

生活習慣の改善を長続きさせるには、**短期の目標と長期の目標を立て、短期の目標はハードルを高く設定しない**ことです。

また、他人が成功したダイエットを真似しても、自分の性格や環境に合っていなければ、長続きせず、挫折と後悔を生むだけです。根気よく続けるためには、とにかくストレスを溜めないことが大切です。

食事は無理な節制をせずに、できそうなルールを設定する

女性の場合、ストレスが溜まると、甘いものを口にしがちです。男性の場合ですとお酒を飲むというパターンが非常に多いようです。

ではストレスによるそういう行動をどうブロックするか。現代社会において、スト

レスを感じないで生きていくことなど、到底できない話でしょう。そのストレスを甘いものを食べたりお酒を飲んだりすること以外のことで解消できないかを考えてみましょう。

実は一番手っ取り早いストレス解消法が食べることなのです。だから、「甘いものを食べるのを止めましょう」と指導すると、「甘いものを食べられない」というう新たなストレスが加わってしまいます。「甘いものを食べたい」気持ちと、どこかで妥協点を見つけなければいけません。

私はまず、「自分でルールを作ってください」と伝えます。**自分で守れるルールを自分で作ってみる。**今まで毎日ケーキを二個食べていたなら、一日一個にするだけでも構いません。とにかく、これなら守れると思うルールから始めます。

その人の食習慣というのは、ある意味でその人が今までの人生の中で築いてきた〝独自の文化〟なのです。ですから、むやみに否定したり禁止したりするのは、少し大げさになりますが、文化の冒瀆といえるかもしれません。夜食や大量飲酒など、自分でも納得できる不健康な部分から少しずつ改善していけば、ストレスは最小限に抑えられるでしょう。

内臓脂肪を減らすには睡眠の質も重要

内臓脂肪を減らすには、質のいい睡眠をとる必要があります。

睡眠時間に関しては、短過ぎても長過ぎても肥満になります。平均的に七時間前後が適正な睡眠時間といわれています。例えば睡眠時間が五時間以下になると、それだけ起きている時間が長くなるため、お腹が空いて口にするものが増えることになる、あるいは睡眠不足のストレスで食べ過ぎてしまうかもしれない。逆に九時間以上寝てしまうと、活動量が少ないということで肥満の原因になります。

ゆえに、睡眠時間は短過ぎても長過ぎてもいけないのです。

また、**睡眠は量ではなくて質の内容が重要です。**質のいい睡眠かどうかは、夜中に目が覚めたりしないかということ。夜中に目が覚めたり、早朝に起きてしまうということは眠りが浅いわけで、質のいい睡眠がとれていません。また、人間は一晩で四〜五回夢を見るといわれていますが、ぐっすり寝ていると、夢を見たこと自体を忘れてしまいます。夢をよく覚えているということは、眠りが浅かったり、夜中に目が覚めてしまったりした可能性があり、質のいい睡眠がとれていない場合があります。

内臓脂肪を減らすのにストレスは大敵

自分で作った食事のルールを守れず、ついつい食べ過ぎてしまった……そんなときには、会社帰りに「一駅歩く」といったことをしてみるのもいいでしょう。正直、それだけではフォローしきれませんが、そういう心がけが大切です。

ただ、食べてしまったことに対してあまり罪悪感を持つようなことはやめましょう。罪悪感がストレスとなり、また食べることで発散したくなるという悪循環に陥るからです。

食べ過ぎたことを反省はしても、後悔する必要はないのです。

食べることでストレスを発散している方は、ストレス発散方法を、例えばラジオ体操や運動やカラオケ等、違う方向へ向ける必要があります。

ダイエットすること自体もストレスになります。好きな物を食べることも控えなければならないという、日常とは違うことをやるわけですから。ダイエットをするときは、常にストレスコントロールを並行してやっていかなければなりません。

ストレスで食べていることに気づいている方は少ないので、自分はなぜ食べてしまうのか、どういう状況になったら食べてしまうのかを、よくよく省みる必要があります。例えば、イライラしているときに食べてしまうのであれば、イライラしたときのストレスの発散方法を、食べること以外で考えてみましょう。退屈なときについ食べてしまうのなら、お菓子を身の回りに置くのをやめましょう。

患者さんにそういったことを考えてもらい、気づいてもらえるよう、促してゆくのも私たち医療従事者の役目だと思っています。こちらから一方的にストレス解消法を提案しても、効果はあまりありません。

ストレスで食べている方の中には、食べていること自体を忘れてしまっている方もいます。

例えば職場で、なんとなくお菓子が置いてある前を通りかかり、反射的にそれを手にして食べたのに、そのことを覚えていないということがよくあります。また、強いストレスがあったりすると、頭の中に余裕がなくなり、忘れっぽくなることもあります。

これだけ食べるものが溢れている時代に、大なり小なり食べることを我慢するのは、かなり大変なことでしょう。何らかの病気にかかってその病気を投薬治療していくことよりも、普段の生活習慣を改善していくことの方が難しいことだと思います。生活習慣の中には、その人の性格や考え方が入っています。極端な考え方になると、「どうせ死ぬなら好きなものを好きなだけ食べて死にたい」という方もいます。しかし、人間はそんな簡単には死ねません。死ぬ前に寝たきりや認知症になったりして、不健康な状態で生き続けることにもなりかねません。誰しもそれは嫌ですよね。

医学は人間学～医師は患者の身体だけでなく性格も見ている

医師は患者さんの身体や検査データだけを見て治療しているわけではありません。私は、その人の性格や人生哲学によっても、治療方法を変える必要があると考えています。医学には、自然科学という側面だけではなく、人文科学的な側面も多分にあります。つまり**人間を総合的に見、そして判断する視点**が欠かせません。検査データに基づきマニュアルどおりに治療するなら、コンピュータでも診療ができるでしょう。人間学に自分の知識（私の場合であれば医学の知識や経験）を加えて何かの役に立つ――それが仕事というものではないでしょうか。医学といっても特殊なことをやっているわけではないのです。

次に患者さんの五つのタイプを挙げてみましょう。

①体育会系タイプ

力ずくで、一気に体重を落とそうとする傾向があります。無理をするために持続性がなく、ほとんどのケースがリバウンドしてしまいます。

②きまじめ人間タイプ

自分に厳しいルールを作り過ぎ、勝手にハードルを上げてしまうタイプです。ルールを守るためにストレスが溜まって、挫折してしまいます。

③優柔不断タイプ

自分でなかなか目標が決められないので、定期的に誘導してあげなければなりません。また、ダイエットをしていても友達に誘われれば、きっぱり断れずに外食に行ってしまったり、つられて食べてしまいます。

④面倒くさがり屋タイプ

何でも面倒くさがるので、身の回りのことで簡単にできそうなこと（例えば糖質制限のように単純なこと）から始めますが、途中で飽きてなかなか長続きしません。

⑤いい加減タイプ

一番困るのがこのタイプです。診療の予約をすっぽかしたり、やるといったことをやらなかったり……。たぶん、何事にもいい加減なので、人生に対してもいい加減なのでしょうね。強く言うと来院しなくなるので、厳しいアドバイスもできません。入院してせっかく改善しても、退院するとすぐに元の木阿弥になってしまいます。こういうタイプは、少し痛い目に遭わないと治らないかもしれません。

私のクリニックは予約制ですので、予約時間より前に来ているのか、それともいつも遅れてくるのか、予約をすっぽかすのか――実は診察前のそんなことからもタイプを見分けています。

いくら専門医でも、患者さん本人に痩せる気がなければ、痩せさせることは難しいと言わざるをえません。メタボ検診で引っかかって、奥さんに無理矢理クリニックに連れて来られても、長続きするはずがありません。

まず本人に治そうという意思があって、それを医師が手助けするということが本来の医療なのです。

●第4章

選んで食べる〝我慢しない食べ方〟

管理栄養士がアドバイス！

どうしてもカツが食べたい！「野菜類を先に食べる」食べ方

どうしてもカツが食べたくなってしまった、どうにも我慢できない……そんなとき、カツ丼とトンカツ定食、どっちがいいと思いますか。

答えは断然、トンカツ定食です。

定食ならばだいたいお膳の上に、ご飯、トンカツ、キャベツがありますよね。キャベツの存在によって、**「ベジタブル・ファースト」**ができるわけです。

「ベジタブル・ファースト」とは、食事の初めに、まず野菜やキノコ、海藻類といった消化吸収が悪いものを食べることを言います。**初めに生野菜などの消化吸収の遅いものを食べると、糖の吸収が悪くなり、血糖値の上昇が抑えられるのです。**

消化が遅いといっても、体に悪いわけではありませんからご心配なく。消化が遅いということは、正確には「体にゆっくり吸収される」ということです。

おそばは、なんとなく体にいいイメージがあると思います。しかし、おそばだけを食べると、血糖値は急上昇します。そして、急下降します。血糖値が下がると空腹を感じますので、また食べたくなってしまいます。

血糖値が急に上がると、膵臓からドバっとホルモンを出して血糖値を下げるのですが、このホルモンが脂肪を作るホルモンなのです。ですから、血糖値があまり上がらなければ、脂肪を作るホルモンも少ししか出ませんので、結局、ダイエットにも糖尿病予防にも、「ベジタブル・ファースト」の食べ方が推奨されています。

どうしてもラーメンが食べたい！ 食べ方次第で食べてよし

ラーメンは健康に良くないというイメージがありますが、決してそんなに体に悪いものではありません。スープを飲まずに、モヤシやワカメのトッピングを増量したりすれば、問題ありません。食物繊維の具がのっていれば、まずまず合格というところです。チャンポンもバランスがいいですね。

そして、トッピングから食べましょう。「ベジタブル・ファースト」の食べ方です。

ただ、ラーメンライス、ラーメン半チャーハンなどは避けましょう。

とはいえ、夜中のラーメンは問題外です。

ちなみにパスタを食べるなら、お勧めはシーフードが入ったトマトソースのパスタです。バジルのパスタも悪くないですが、シーフードが入ると、一気にバランスが良くなります。

カルボナーラは美味しいですが、高カロリー、高脂肪、高コレステロールですので、お勧めできません。サラダが付いていれば、もちろんサラダから食べてください。

どうしても焼き肉が食べたい！ 野菜を食べてから赤身の肉を

焼肉でお勧めの部位はロースやハラミです。霜降りのお肉やホルモン（部位による）は脂が多いので、やっぱり赤身のお肉がお勧めです。赤身肉には、L‐カルニチンという脂肪燃焼を促す成分が多く含まれています。ただし適量は、一回に一〇〇g（五切）、食べても一五〇g（七〜八切）までです。

レバーは、カロリーが低く、赤身のお肉とほぼ同じぐらいのカロリーですが、食べ過ぎには注意しましょう。レバーに多く含まれるビタミンAは脂溶性なので、体に過剰に蓄積される恐れがあります。数カ月にわたり過剰にとり続けると、毒性が出ます。

焼肉屋では、食物繊維を多く含むナムル、キムチ、サンチュなども一緒に注文し、最初に食べるのがお勧めです。

内臓脂肪型肥満の克服に成功した患者さんは、意外にも焼肉やステーキを結構食べています。まず野菜を食べてから、なるべく脂の少ないヒレ肉等を適量食べるということが肝心です。

肉はOKといっても、ソーセージやハンバーグは気を付けてください。美味しくするため、肉汁がしたたるように、かなり脂が足されています。

お肉を調理するとき、少しでも脂を落とした方が良いという考えから、煮たり蒸したりして食べる方がいらっしゃいます。確かに少しは落ちるかもしれませんが、微々たるものです。それよりも、自分の好きな満足する食べ方で、量を守って食べた方がよいと思います。焼いて食べるのが美味しいものは焼いて食べ、蒸した方が美味しいものは蒸して食べる、それが満足感を得られる食べ方です。

逆に、「この肉は蒸して油を落としてあるから大丈夫」という気分でいると、どうしても油断して食べ過ぎてしまう懸念があります。

後で述べる「手のひらハカリ」で適量サイズを食べるようにしましょう。

寿司はカウンターのある寿司屋の「並」がお勧め

寿司のネタでは、もちろん青魚は良いですし、中トロなんかもEPAが豊富に含まれています。また、イカは低カロリーで、タウリンが含まれているから脂肪肝の改善にも良いです。貝類もタウリンや鉄分が含まれているのでお勧めです。

一見カロリーが高そうなイクラですが、イクラの赤色はアスタキサンチンと呼ばれる成分で、抗酸化作用と活性酸素を除去する働きがあります。

ですから、**寿司は全般的に優秀と言えます。**

私がお勧めしているのは、「カウンターのある寿司屋の並」です。回転寿司ですと、どうしても食べ過ぎてしまう傾向があります。カウンターのお寿司屋さんでは、シャリも少なめですし、〝並〟であれば適量です。

ただ、お寿司屋さんの弱点は、ベジタブル・ファーストができないこと。この場合は、ゆっくりよく噛んで食べるようにしましょう。脂肪になるホルモンの分泌を抑えることができます。

そば・うどんは何がよい？　油と塩分に注意！

もりそばとかけそば、どっちがいいとはなかなか簡単にはいえません……。

もりそばのように、炭水化物を冷やすと、小腸で消化吸収されないデンプンに一部変わり、エネルギーになりにくいといわれています。吸収が悪いのでカロリーが低くなるともいわれていますが、かけそばはかけそばで、熱いのでフーフー冷ましながらゆっくり食べますので、満腹感を得やすいという側面もあります。

少し観点が変わりますが、**そばを食べるならばおろしそばがお勧め**です。大根おろしの酵素が、炭水化物の消化吸収を助けるといわれています。

きつねうどんとたぬきうどんを比べると、冷やしきつねうどんがいいですね。冷やしきつねうどんは、具がたくさんあるのでバランスが良いでしょう。

たぬきうどんは天かす（油と糖）が載っているので、栄養面からは最悪です。

ただ、油って美味しいですよね……。というより、美味しくできているのです。脂肪一gは九kcal、糖一gは四kcalあります。人間の脳は、油をとった方がより生きられるということを、長い飢餓の間で本能的に会得したようです。油だけ食べても味覚的には味も何もしないのに、なぜか食べてしまう。油は脳の報酬回路を形成するとされ、食べ続けていると油中毒のようになってしまうのです。報酬系とは、ニコチンやお酒、麻薬が体内に入ると、脳から快楽物質が出て、幸福感で満たされ、入ってこないとイライラする、いわゆる依存状態になる脳の回路のことを指します。

ネズミに普通のエサと油が入ったエサのどちらかを選んで食べさせる実験しても、油が入ったエサばかりを食べるようになってしまいます。ネズミでさえも油を美味しく感じているのです。欧米などは、食品に「うま味」を足すのに、安易に油脂を使います。

日本には、油脂に代わるうま味として、だしの文化があります。カツオのだしが効いた汁物、野菜スープなどでもいいですが、油脂の代わりにだしからうま味をとることで、満足を得ることができる。ですからやはり、和食はとても健康に良いということになります。ただ、塩分のとり過ぎに注意してください。だしが良いからといって、そばつゆを全部飲み干していいというわけではありません。

⚠ 肉の脂よりも植物油脂に注意！

お肉の脂よりももっと悪いのが、お菓子やパン類によく使われる「植物油脂」です。植物油に水素を加え、常温で固形になるように加工した油脂で、マーガリンやショートニングも含まれます。

植物油脂には、トランス脂肪酸が含まれ、大量に摂取すると、心臓疾患などのリスクを高めます。一見〝植物〟という言葉が入っているので、なんとなくオリーブオイルのような天然の油を連想する方もいらっしゃるかもしれませんが、まったく別物です。

植物油脂は高温になると溶け、ポテトチップスなどの揚げ物にもよく使われます。常温だと固形に戻るので、揚げた食品は、カリカリ、サクサクするのです。

アメリカのＦＤＡ（食品医薬品局）は、二〇一八年にはトランス脂肪酸の原因となる油脂の使用を原則禁止すると発表しました。日本の食品メーカーでも削減対策が加速するでしょう。現時点では、成分表示を見て、植物油脂の入っているものを避け、外食での揚げ物はなるべく控えるようにしましょう。

夏場は太りやすいので野菜を豊富に

夏は汗をかくので、それだけでなんとなくカロリーを消費したように感じられている方もいらっしゃるのではないでしょうか。**汗をかくことは、実はあまりカロリーを消費していない**のです。体温を下げるために、ただ体から水分を出して冷やしているだけですので、サウナでいくら汗をかいたところで、脂肪が燃焼しているわけではなく、体から出た汗の分だけ、一瞬体重が減ります。

むしろ冬の方が人は痩せます。寒さから体を守るために体温を保とうとするので、熱を作り出すときにカロリーを使うのです。

人は汗をかくと、水分と一緒に体からミネラルやビタミンが出ていってしまいます。ですから夏場は、ミネラルやビタミンを意識的にとり入れるために、野菜を食べるようにしましょう。ビタミン・ミネラル以外にも水分もたっぷり含んでいますので、汗で失われた水分の補給にもなります。

野菜をたくさん食べることは良いのですが、そのときに**気を付けたいのがドレッシング**です。一概には言えませんが、サウザンアイランドやゴマドレッシング等のクリーミーなタイプには、植物油脂が使われていることがありますのでご注意ください。

緑や黄色や赤の野菜に、良質の油を含んだ透明でサラサラしたドレッシングをかけて食べるのがお勧めです。緑黄色野菜は油脂と一緒にとると、β-カロテンの吸収がとても良くなります。

それからマヨネーズも、高級なものは卵黄と酢で作ってありますが、そうでないものは植物油脂が入っていることがあります。ですから、外食や市販品のポテトサラダやマカロニサラダはあまりお勧めできません。

大豆製品は毎日食べたい

豆腐や納豆などの大豆製品は、できれば毎日でも食べたい、栄養価の高い食品です。

また、枝豆（枝豆は大豆の未熟な時期に収穫したもので、元は同じものです）には、大豆には含まれていないビタミンCが豊富に含まれているのでお勧めです。

ただ、大豆製品の中でも油揚げや厚揚げなどは、どのような油で揚げているか注意が必要です。食品表示を確認し、トランス脂肪酸を含まない油を使用しているものを選んでください。

大豆製品が良いということならば、大豆製品等を豊富に使った精進料理はどうでしょうか。精進料理は決して悪くはないのですが、やっぱり肉や魚なども食べ、なるべく偏らない食生活を心がけた方がよいでしょう。特に魚に多く含まれるＤＨＡ・ＥＰ

Aや、肉類・魚類に多いビタミンB群、鉄、亜鉛などが不足気味になります。

⚠食事をとる時間に注意！夜型生活は内臓脂肪が付きやすい

内臓脂肪が付きやすい方の食事の内容は、お酒をよく飲む、甘い物をよく食べる、炭水化物をたくさん食べる等です。

しかし、食事の内容だけでなく、食べ方にも要注意です。**一六時以降に食べる食事のカロリーが高いと、どうしても内臓脂肪が付きやすくなります。**ですから、夜型の生活の方は注意が必要です。

就寝の二時間前には食べ終わっているのが理想ですが、仕事を持っている方はどうしても残業などで遅くなって、食後から就寝までの時間が一時間ぐらいしかない方がとても多いですね。そうなると、内臓脂肪は付きやすくなります。

一日トータルのカロリーが多くなければ、徐々にでも体重は減ります。ただ、朝昼は少なめでも夜にガッツリ食べてしまうと、内臓脂肪は付きやすくなります。

夕方から夜は、副交感神経が優位になります。体はリラックスし、摂取した栄養を蓄えようとします。逆に日中は交感神経が優位になるので、体は摂取したものをエネルギーに変えて、使おうとします。

つまり、これから休もう、これから寝ようというときに栄養をとるので、体は「今その栄養を使えないから、とりあえずしまっておこう」とし、内臓脂肪の蓄積につながるのです。

食後は休むべきか、体を動かすべきか血糖値の観点から考える

血糖値の上がりやすい人（1型糖尿病を除く）は、遺伝の影響が大きいので、お父さん、お母さん、お祖父《じい》さん、お祖母《ばあ》さんに糖尿病の人がいたなら、生活に十分気をつけてください。

血糖値は食後三〇分ぐらいが一番上昇します。このときに、運動するのが良いのです。体を動かさずにそのまま横になったりしていると、膵臓がずっと頑張って血糖値を下げてくれますが、それだけ脂肪になるホルモンが出てしまいます。

食後三〇分後に少し歩く、自転車をこぐ、スクワットをやってみる等、少し体を動かすと、糖がエネルギーに変わります。

食後は体が食べ物を消化しているので、ゆっくり休んだ方が消化に良いという方も

いらっしゃいますが、眠くてもだるくても運動した方が良いです。この習慣が身につくと、太りにくくなります。

食べる量に気を付ける～手のひらハカリを活用する

何でもそうですが、いくら健康に良いといわれる食べ物でも、食べ過ぎてしまっては元も子もありません。一回の食事で○○カロリー以内と計算しても良いのですが、もっと簡単な目安として活用してほしいのが、〝手〟を使った計り方です。

ご飯の量を計るには、まず両手の親指と人差し指同士をくっつけて、丸い指の輪を作ってみてください。この輪の大きさが、あなたに適したご飯茶碗の大きさになります。このサイズのお茶碗にご飯をすり切り一膳入れた量が、一食の適量です。

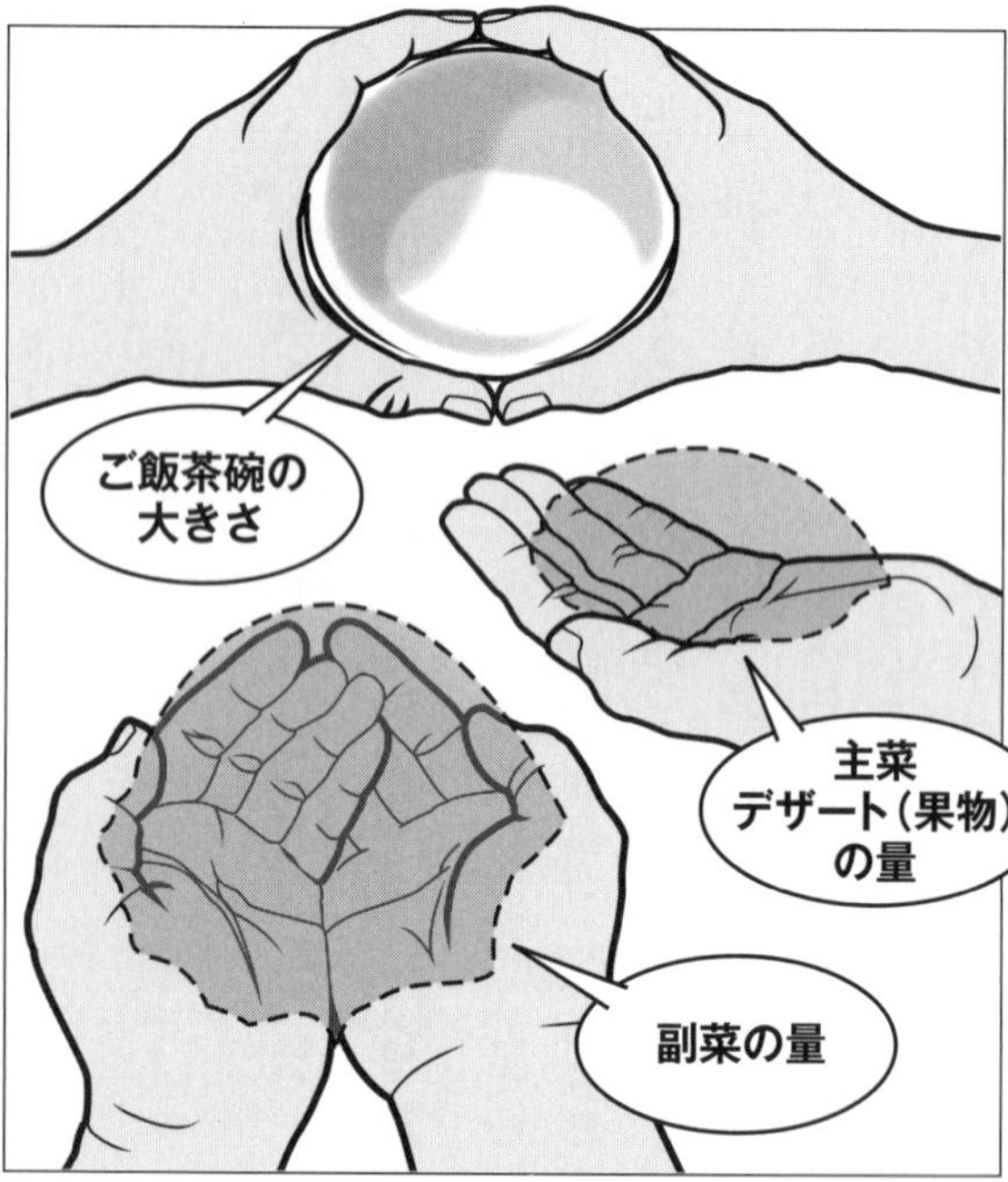

主菜は、魚介類、肉、卵、大豆製品を使ったおかず一品で、片手の手のひらに乗るサイズが適量です。

副菜の理想は、野菜、キノコ、海藻、コンニャクを使ったおかず二～三品で、両手の手のひらに山盛りに乗るサイズが適量になります。

食後のデザートとして果物などをとる場合は、片手の手のひらに乗る量が良いでしょう。

食べる順番も大切～「ベジタブル・ファースト」の習慣を身につける

時間栄養学という学問があります。食事の順番や食べる時間を研究している学問です。朝は体温を上げるためにしっかりと朝食を食べ、日中の活動のために昼食を食べ、朝と昼でとれなかった分の栄養を夕食で補給しましょうというのが基本的な考え方です。夜は足りない栄養を補給するという観点からだと、吸収させたいサプリメントは夜に摂取した方が効果が期待できるかもしれません。

この時間栄養学でよくいわれているのが、先述した「血糖値を急激に上げないために、先に野菜を食べてからご飯を食べましょう」という考え方です。

外食の焼魚定食に潜む罠〜各品トータルで考える

例えば、「今日は健康を考えて、焼魚定食にしよう」と思ったとしましょう。ショウガ焼き定食や中華料理の定食よりは脂肪も少ないし、健康に良いと判断してのことと思います。

しかし、意外と盲点になるのが小鉢のメニューです。いくら焼魚定食を選んだとしても、小鉢にシューマイや春巻きがあると、カロリーオーバーにつながります。また、焼魚の中でも塩サバは意外にカロリーが高いので注意してください。

ちなみに、魚を選ぶとしたらイワシがお勧めです。体に良いとされるEPAやDHAを豊富に含んでいます。比較的安価に手に入るのもいいですね。

EPAやDHAは加熱すると減ってしまうため刺身が良いのですが、意外に缶詰もお勧めです。缶詰は、新鮮なイワシを工場で缶に入る大きさにカットして、調味液と一緒に生のまま缶に詰めて、熱と圧力をかけて調理し殺菌するので、栄養素が失われないのです。ＥＰＡ・ＤＨＡが損なわれない上、骨までやわらかく食べられます。

おやつの誘惑に負けない～まずは三日ルールでチャレンジを！

おやつを食べるのは、できるだけ避けた方がいいでしょう。どうしてもおやつを食べたいという人は、おやつを食べたくなるときの気持ちが、「お腹が空いているから」なのか、「なんとなく口にしてしまう」のかを、まず見極めてください。空腹が原因であるとしたら、おやつの前に食べた食事が足りていないか、食事と食事の間隔が長すぎるのかもしれません。そこを見直す必要があります。例えば夕方におにぎりを一個食べて、それを夕食のご飯を先に食べたことにして、夜はおかずだけを食べるという方法（分割食）も考えられます。一日三食の食事量をトータルで考える視点が大切です。

なんとなくおやつを口にしてしまうのは単なる〝ながら食い〟の悪習慣ですから、いち早く止めた方がいいのですが、習慣とはなかなか止められないものです。

しかし、食事の根本に立ち返って考えてみてください。人間が食べ物を食べるのは、栄養を補給するためです。口さみしさを満たすために食べるのではありません。この大前提を踏まえないで色々とやってみたところで、どれも対症療法的な目先の対応で終わってしまうでしょう。

まずは**食べる場所を決めてみる**のがいいかもしれません。例えば、ダイニングで食事をし、リビングでおやつを食べる方へのアドバイスとして、「まずリビングで物を食べないでください」というところから始まります。デスクワーク中におやつを食べてしまう方には、「デスクで物を食べないでください」ということになります。

三時になったらおやつを食べようと思ったり、この席に座ったらおやつを食べたくなったり……そういう長年身についた習慣を変えることは大変難しいことです。

まずは、**とにかく三日間続けてみてください。**ハードルを低く設定して、クリアしていくことが大切です。

三日できたら次は二週間、次は三カ月……とどんどん延ばしていくと、いつの間にか自然にできるようになっています。ただやはり、誰でも最初の三日が辛いのです。

大まかで結構ですので、目的と目標をもって実行することが大切です。その際に重要になるのが、「主体性」です。多くの患者さんを見ていて感じるのは、自分の問題を他人事のようにしか感じられない人や、誰かや何かのせいにしてなかなか自分で管理しようとしない人は、結局やるべきことをやれない人です。実行できないので、もちろん結果もでない、そうなるともっと安易なダイエット等に飛びついて、結果的に失敗する……そんなことを繰り返してしまうのです。

良いといわれることを実践する前に、悪いことは断ち切らなければ、いくら良いことばかりを積み上げていっても、積み上がっていかないのです。

一日三〇品目食べることは本当に体に良いのか？

健康のためには、「一日の食事で三〇品目をとりましょう」というキャッチフレーズをよく耳にします。しかし、大切なのは品目数よりも、糖質、タンパク質、脂質のバランスがとれていて、一日の決められたエネルギー摂取量を超えない範囲で食べるということです。

しかし、毎日きちんとエネルギー摂取量と栄養のバランスを考えた食事をとるのは難しいですよね。食べ過ぎてしまったり、飲み過ぎてしまったりしたら、正常な状態を取り戻すまでに三日間かかると認識しておいてください。**〝一回の不摂生は三日間の努力を要する〟**ということです。

頑張れる方であれば、ジムなどへ行って一日みっちりと運動すれば、もしかしたら一日で取り返せるかもしれません。

食べ過ぎが体重に反映されるのは、翌日のこともありますが、二、三日後に突然増えることもあります。不摂生したことを忘れた頃に、ポンと一kgぐらい体重が増えたりして慌てて節制するよりは、すぐに取り組んで三日間ぐらい時間をかけて戻しましょう。

すぐに取り戻そうとして、「一日何も食べない！」と頑張る人がいます。これは体に良くありません。一日食べないでいた翌日の食事を、体はものすごい勢いで吸収します。つまり、ちょっとした〝時差ボケ〟のような状態になりますし、特に腸は不規則な食事が大キライ。便秘・下痢など腸の不調につながります。

ただし、不摂生の翌日に無理に三食とる必要もありません。空腹感をしっかり感じられるよう、間食は特に注意してください。

体のためには、**なるべく同じことをコンスタントに続けることが、健康につながります。**

和・洋・中……一番バランスの良い食文化はやっぱり「和食」

食事をすごく大ざっぱに和食、洋食、中華と分けたとして、どれが一番健康に良いのかと聞かれたら、私はやはり、和食だと思います。平成二五年一二月、「和食：日本人の伝統的な食文化」がユネスコ無形文化遺産に登録されました。和食では、魚も食べるし、大豆も食べるし、色々なものが一番バランスよく食べられる食文化だと思います。

ただ、ユネスコに登録された和食とは、日本人が古来より食している一汁三菜の食事スタイルであって、お好み焼きや焼き肉や寿司のことではありません。

洋食といってもかなり多様ですので、なかなか一口には言えませんが、地中海料理は健康に良いことが分かっています。主にシーフードをよく食べ、緑黄色野菜、豆類を多くとり、オリーブオイル・ナッツ類・ハーブ類で調味し、塩分も控えめです。洋食の中では、フライドポテトやハンバーガー、バーベキューリブなど、ジャンクフードの食事はお勧めできません。

炭水化物を抜けば痩せる？　まずは視覚を利用して食べる量を減らす

米食とパン食では、米食の方が良いといわれていますが、パン食でも全粒粉やライ麦を使ったパンなら、食物繊維が豊富なのでお勧めです。

〝炭水化物抜き〟にチャレンジされる方がよくいらっしゃいますが、ご飯は抜いたけれど、その代わりにお煎餅を食べてしまうなど、あまり成功例を見かけません。夜だけ抜くのはまだいいのですが、朝と昼はしっかりと食べておいた方が満足感・満腹感が得られるので継続できます。

量を減らすには、お茶碗を小さなものにするのがいいでしょう。食欲にはかなりの割合で、視覚が関係してきます。目が食べ物を欲しがるのです。外食はもともと量が多いですから、外食ばかりの方ですと、その量が基準となってしまい、家での食事が物足りなくなってしまいます。胃袋よりも先に、目が「足りない」と感じてしまうのです。

ですから、小鉢の数を増やしたり、それこそ上げ底の皿に盛るとか、**見た目の満足感を満たすような工夫をする**のも有効です。

それから料理や食器など視覚から入る色味も、食欲と深く関連しています。飲食店の内装や照明などは、赤、オレンジ、黄色などが多いと思いますが、それは食欲を増進させる色だからです。逆に青い色は、なんとなく食欲が湧かないので、食べ過ぎてしまいそうな食べ物は青いお皿を使ってみてはいかがでしょうか。

サプリメントで栄養をとるということ

内臓脂肪を減らすには、EPAを多く含む魚の油脂をとることです。EPAには中性脂肪を減らす働きがあり、医薬品として販売されています。また、EPAと運動を組み合わせると、体脂肪の減少を促します。EPAをとって運動した群は、そうでない群に比べ、体脂肪が減少し、筋肉が増加したという実験結果もあります。

さらに、EPAは、痩せるホルモンといわれるGLP-1の分泌を促します。GLP-1は糖尿病の治療薬としても使われているホルモンで、満腹中枢を刺激して食べ過ぎを抑えたり、血糖値の急上昇を抑えるなど、すでに痩せている人にはたくさん出ている物質です。

EPAをカロリーをとらずに摂取するには、サプリメントが効果的です。ただし、あくまでも**サプリメントは、〝足りない栄養を補給する物〟**と考えてください。ですから、食事できちんととれている栄養素をサプリメントでまたとる必要はありません。

例えば、その日の夜に一日の食事の内容を振り返ってみて、今日は魚を食べなかった、今日は野菜を食べていない等、不足している栄養素をサプリメントで補うような形で摂取すると良いと思います。

ただ、何かの目的があって――例えば中性脂肪を減らす目的でサプリを飲むことにしたのならば、三カ月を目安に摂取し、三カ月で数値が下がり効果が実感できたのであれば、継続しましょう。変わらなければ止めましょう。

一定期間を設けて判定しないと、一生飲み続けることになります。飲み始めるときにしっかりした目的を持ってください。

●第5章

内臓脂肪を減らす運動のコツ

できる範囲で毎日継続！

運動は楽にできるレベルから始める～「活動量を増やす」心がけ

一般に運動というと、ウォーキングやスポーツを連想される方が多いでしょう。ところが最近、運動によらない身体活動によるエネルギーの消費が、肥満と密接に関係することが分かってきました。メイヨークリニックの研究によると、肥満者は標準体重の人に比べて、平均一日二・五時間も座っている時間が多かったそうです。

これは三五〇kcal(ジョギング三〇分、フルーツタルト一個分)に相当します。肥満だけではなく、座っている時間が長ければ長いほど、糖尿病や心臓病、ガンなどのリスクが高くなります。まず、軽い立ち仕事などで小まめに立って、静かに座っている時間を減らすことから心がけましょう。

そして何か運動を始めるときは、**長続きできそうな運動を選んでください。**

なにがなんでも毎日やらねばといったようにストイックにならず、相撲で例えるなら、「八勝七敗」で勝ち越せばいいというぐらいの軽い気持ちで取り組みましょう。運動した日が白星で、運動しない日が黒星ならば、とにかく一週間単位で一勝でも勝ち越せば、勝ちは勝ちです。初めから全勝を目指す必要はありません。

ストイックになり過ぎると、挫折するケースが多くなります。

初めに、「何かを頑張ってやろう」というレベルよりももっと低い、「頑張らなくてもできる」というレベルから目標を設定してみてください。辛いな……と思うとできなくなってしまいますから。

「これぐらいなら楽にできるな」ということを続けていくと、以前は軽い立ち仕事などでこまめに立って、少し辛いな……と思っていたことも楽にできるようになっていきます。

太っている人には、運動嫌いが多いですね。運動が嫌いな人にいきなり「毎週ジムへ通って運動してください」とアドバイスしても、机上の空論で終わってしまいます。ですから私は、「運動」とは言わずに**「活動量を増やしましょう」**とお伝えしています。「運動をしましょう」と言われるより、少しやれそうな気になりませんか？

まずは万歩計をつけて一週間、毎日の歩数を計ってもらいます。少ない人は一日平均三〇〇〇歩ぐらいしか歩いていません。このような一日三〇〇〇歩の方に一日一万歩を歩くように指導しても、まずできません。少しずつ歩数を増やす――例えば最寄り駅まで遠回りするとか、買い物はあえて遠いスーパーを選ぶとか、いつもと違うルートを歩いてみると、新たな発見があり、案外楽しいものです。だいたいいつもよりもプラス一〇〇〇歩、時間にして一〇分程度多く歩くように伝えていきます。一〇〇〇歩増えるごとに、ウエストが約一〇％減少するという報告もあります。四〇〇〇歩に慣れてきたら次は五〇〇〇歩というように、段階的に目標を設定していくと、知らず知らずのうちに活動（運動）量が増えていきます。

運動も食事も、まずは今の自分の状態を把握することがスタートになります。そこからどうするかを考えてゆくのです。

内臓脂肪を減らすのにお勧めの運動は「歩くこと」

内臓脂肪を減らし、痩せるのに一番お勧めの運動は、ウォーキングや水泳などの**有酸素運動**です。

そして有酸素運動の中でも、最も手軽で体に負担がかからないのが**「歩くこと」**です。

前述のように、万歩計で一日の歩数を測り、目標はその歩数の一割増を目指すというやり方です。目標が二〜三週間ぐらいクリアーできたら、次はそのさらに一割増……といった具合です。

大股で歩いたり、早歩きするのも効果的です。歩幅を五cm広げると、消費カロリーが一・五倍アップするといわれています。

一回に七、八分、一日トータルで三〇分程度でも構いませんので、日常のこま切れ時間をうまく活用してみてください。それぐらい歩くと少し汗ばんできますので、脂肪の燃焼効果が期待できます。

よく「忙しくて運動する時間がない」という方がいますが、一日五〜一〇分の軽いランニングでも、毎日やれば、まったく運動をしない人に比べると、死亡率が減少するというデータもあります。一〇分の時間も作れないほど忙しい方は、そんなに多くないでしょう。

外出がおっくうなときには〜
室内活動で脂肪を燃やす

雨が降っていたり、外が寒かったりすると、なかなか屋外で運動しようという気にならない日があると思います。

そんなときは気分を変えて、室内でできる活動（運動）をしてみましょう。

部屋の掃除や片づけは、活動量が増える上に、部屋がきれいになって一石二鳥です。三〇分テレビを観たら台所の片づけをする、次の三〇分後には洗い物をするなど、三〇分ごとに少し動くなどして、なるべく座っている時間を短くしてみましょう。

最近、国立健康栄養研究所のグループが、一日当たりの運動量を一定にした場合、まとめて長時間運動するよりも、小まめに頻繁に動いていた方が脂肪が効率よく燃えるとする実験結果を発表しました。せっかくジムに行って運動しても、帰ってからテレビを観ながら座りっぱなしでは、トータルの活動量が減ってしまうでしょうし、お腹が空いてお菓子をつまめば、かえってマイナスにもなりかねません。

痩せている人を観察していると、何事もおっくうがらずに機敏に行動しているように見受けられます。日常のちょっとした活動が積み重なると、知らずしらずかなりの活動量になっているのです。初めは一週間だけで結構ですので、毎朝床掃除をするなど、自分でできそうな目標を立てて取り組んでみてください。目標を達成した場合には、何らかのご褒美があるとモチベーションも続くでしょう。

室内で手軽にできる運動として、**畳半畳でできる「足踏み運動」がお勧め**です。いつもより意識的に太ももを高くあげ、その場で足踏みするだけです。そのとき、腕を前後に振るとさらに効果アップです。腕は、肘を直角に曲げ、後ろに引くときに肩甲骨を動かすように意識しながら、振ってみてください。

足踏み運動に慣れてきた方は、次に「踏み台昇降」をお勧めします。雑誌や段ボールなどで一〇〜二〇㎝程度の踏み台を作って上り下りします。

回数にはあまりこだわらず、そのときにできる回数だけをやり、少しずつ回数を増やしていくというスタンスで取り組んでみてください。

！運動を長続きさせるコツ〜良い習慣は人生の宝物

運動の効果を上げるには、とにかく毎日、継続して行うことに尽きます。平日にまったく運動をせず、休みの日に一日だけ一〇km走っても、毎日継続して運動することの効果には及ぶべくもないのです。

運動を長続きさせるには、もちろん無理をしない、好きな運動に取り組むということもありますが、なによりも**運動を生活の中に取り入れてしまうのが一番**です。つまり、生活の中で運動・活動ができそうな場面があれば、すかさず実行する習慣を身につけるということです。車を使わずなるべく歩く、エレベーターやエスカレーターを使わずなるべく階段を使う、朝起きたときや寝る前に布団の中で軽くストレッチをする、買い物はあえて遠いスーパーまで出かける、テレビを観ながら、音楽を聴きながら腹筋運動をする等々……。

生活の中に運動習慣が組み込まれれば、その後の健康寿命がグンと延びるといえるのです。

●第6章

こんな病気も内臓脂肪が原因だった！

内臓脂肪は万病のもと

糖尿病〜自覚症状がなく、様々な合併症を招く

糖尿病は、体内のインスリンが不足したり、働きが悪くなった結果、血糖値（血液の中の糖）が異常に高くなってしまう病気です。インスリンは膵臓で作られるホルモンで、血液中の糖の量を調節する働きをしています。血糖値が上がると、膵臓からインスリンが分泌され、血糖値は常にほぼ一定に保たれるのです。内臓脂肪が増えると、インスリンの働きが悪くなるので、膵臓はより多くのインスリンを分泌し、なんとか血糖値を下げようとします。このことを「インスリン抵抗性」と呼んでいます。

インスリン抵抗性の状態が長く続くと、だんだん膵臓がくたびれてきて、ついにはインスリンの分泌が低下して、血糖値がグンと上がって糖尿病になってしまいます。

血液中には、脂肪細胞から分泌されるアディポネクチンという長寿ホルモンがあ

ります。アディポネクチンは、インスリンの働きを高めて糖尿病を予防してくれる、非常に素晴らしいホルモンです。内臓脂肪が増えるとアディポネクチンが減ってしまうため、その結果、インスリン抵抗性となるのです。

糖尿病の怖いところは、血糖値が高かったとしても、痛い、苦しいといった自覚症状が何も出ないため、本人が本気で生活習慣を改めようという気になりにくいことです。「別に体が辛いわけでもないから……」と放置していると、体内に糖が蓄積し、合併症を招くことになります。合併症には、次のような病気があります。

- 糖尿病網膜症……高血糖により目の網膜の血管に障害が起こり出血を生じます。失明の危険性もある病気です。
- 糖尿病腎症……高血糖の影響で腎臓の血管に障害が起こり、尿にタンパクが出てきます。腎機能が低下して腎不全になると、人工透析をせざるをえなくなります。

・糖尿病神経障害……高血糖によって、手足の末梢神経が障害されます。小さなケガや火傷などに気づきにくくなるため、感染や壊疽が生じる原因となり、進行して足を切断するような結果を招くこともあります。
・動脈硬化症……血管が硬くもろくなる老化現象ですが、糖尿病の予備軍の段階から発症し、進展します。進行すると、心筋梗塞、脳梗塞の発症率が増えるので、注意が必要です。

高血圧～放置すると危険な〝サイレントキラー〟

人は年齢に比例して血圧が上がっていきます。遺伝的な要素もありますが、多くは体重増加が原因であり、もっと言えば内臓脂肪が増えたためです。事実、年をとっても体重増加がほとんどない発展途上国では、年齢と血圧の関係が認められていません。内臓脂肪からは血圧を上げる物質が分泌されており、それが血圧を上げる要因となります。進行すれば、心臓であるなら心筋梗塞、脳であるなら脳梗塞、脳出血を引き起こします。

高血圧は分かりやすい前兆がありません。長い歳月の中で、徐々に血圧が上がっていきます。生活に支障がないからと放っておくと、急に脳卒中のような重篤な症状が現れ、取り返しがつかないことにもなりかねません。ゆっくり忍び足で近づき、いきなりグサッとやられる様をたとえて、高血圧は〝サイレントキラー（沈黙の殺し屋）〟と呼ばれます。

脂質異常症～コレステロールは動脈硬化の最大の要因

脂質異常症とは、血液中の脂質（コレステロールか中性脂肪、もしくはその両方）

に異常がある状態で、かつては高脂血症と呼ばれていました。

脂質異常症には三つのパターンがあります。悪玉コレステロール（LDLコレステロール）が多い状態、善玉コレステロール（HDLコレステロール）が少ない状態、中性脂肪が多い状態の三つで、そのいずれかに当てはまれば、脂質異常症になります。

特に悪玉コレステロールが過剰になると、血管の壁に入り込んでコブ（プラーク）を作り、動脈硬化性疾患の引き金になります。

内臓脂肪の増加によってアディポネクチンが減少すると、善玉コレステロールの値が下がって、中性脂肪の値が上がり、脂質異常症になりやすくなりますので、注意が必要です。

糖尿病、高血圧、脂質異常症を放置すると、次のような病気を招きます。

・虚血性心疾患（狭心症、心筋梗塞）

虚血性心疾患とは、動脈硬化が原因で心臓の周囲を巡って心臓に酸素や栄養を送っている血管（冠動脈）が狭くなり、血液の流れがスムースでなくなった状態のことです。ある日、運動中に急に胸が痛くなる症状が現れ、これは狭心症と呼ばれます。狭心症は一過性のものですが、血管が完全に塞がってしまうと、酸素不足で心筋（心臓の筋肉）が壊死し、心筋梗塞となります。

内臓脂肪が多いメタボな人は、心筋梗塞の発症率が三倍高いといわれています。

・脳卒中（脳出血、脳梗塞）

脳卒中は、ひとつの病気ではなく、「脳梗塞」「脳出血」「クモ膜下出血」等の総称です。いずれも脳の血管が詰まったり破れたりして起こる病気です。ある日突然、脳の中の血管が破れて出血するのが脳出血です。脳の血管に血栓などが詰まって、血流が悪くなるのが脳梗塞です。進行すると、詰まった部分が壊死して、やがてその部分の脳機能が失われてしまいます。手足が麻痺したり、言語障害などの後遺症が残る場合もあります。

内臓脂肪が多い人は、健常な人よりも脳卒中になる確率が二倍高いといわれています。

脂肪肝～やがて肝臓が変形して肝機能が低下

脂肪肝とは、肝臓に中性脂肪が過剰に蓄積した状態をいいます。このような状態が続くと、肝臓が変形して、肝機能が低下してしまいます。痛みなどの自覚症状がないため、放置されるケースが多く、知らぬ間に病気が進行し、肝硬変や肝ガンになることもあるので、脂肪肝と診断を受けたら、速やかに内臓脂肪を減らす必要があります。

内臓脂肪が増えるとガンになるリスクが上昇

内臓脂肪型肥満は、ガンになるリスクが高くなるといわれています。現在日本では、大腸ガン患者が増えており、その原因は、脂肪が多く食物繊維の少ない欧米型の食事に変化したことが挙げられています。大腸ガンの他にも、乳ガン、膵臓ガン、前立腺ガンなどが、内臓脂肪と関係ありといわれています。

内臓脂肪が増えるとアディポネクチンが減るので、ガンの発生する確率が上がると考えられます。

睡眠時無呼吸症候群～イビキが大きくなり突然死の恐れも

睡眠中に呼吸が一〇秒以上、何度も止まる症状を睡眠時無呼吸症候群といいます。

肥満になると首の周囲に脂肪が付いてしまい、空気の通り道の気道が塞がれることで生じます。イビキが大きくなり、睡眠が浅くなるため、ある程度の時間眠ったとしても、日中に強い眠気に襲われて、日常生活に支障が出てきます。睡眠不足になるのは、無呼吸の間に無意識に脳が覚めてしまうからです。

また、心臓に負担がかかるため、眠っている間に不整脈が起こり、突然死する危険性さえあるのです。

「最近イビキがひどくなってきた」「イビキが急に止まった」と家族に言われたり、日中、いつの間にか居眠りしていたりといった自覚があって内臓脂肪が多く付いている方は、すでに睡眠時無呼吸症候群になっている可能性があります。

●第7章

内臓脂肪を減らすと健康寿命が延びる

最強長寿ホルモン「アディポネクチン」

⚠ 生活習慣病を撃退する長寿ホルモン「アディポネクチン」

アディポネクチンとは、脂肪細胞から分泌される善玉ホルモンで、健康寿命を延ばしてくれる〝長寿ホルモン〟です。脂肪細胞から出るホルモンだからといって脂肪が多いほど多く出るというわけではなく、内臓脂肪が増えて脂肪細胞がパンパンに膨れてしまうと、逆に分泌されなくなってしまいます。

メタボリック症候群になるとなぜ病気になるのかというメカニズムを解くカギが、このアディポネクチンなのです。アディポネクチンには動脈硬化を治したり、糖尿病を予防する作用や、最近ではガンも予防する作用があるといわれています。メタボになって内臓脂肪が増えると、アディポネクチンが減少し、そのような病気にかかりやすくなるということです。

現在、東京大学ではアディポネクチンに代わる薬「アディポロン」を研究開発中です。体の中でアディポネクチンと同じ働きをする夢の新薬です。つまり、太っていてもこの薬を飲んでいればアディポネクチン同様に病気の予防ができるので、実用化されれば、もしかすると内臓脂肪があっても痩せる必要がないという画期的な時代がくるかもしれません。ただ、やはり薬は化学物質ですので、アレルギーが起こる可能性があったり、長期間服用すれば、副作用や医療費の問題も出てくるでしょうし、それほど単純な話ではないと思います。

長寿ホルモン・アディポネクチンの働きを次にまとめてみました。

・糖尿病を予防・改善!
アディポネクチンはインスリンの働きを良くして血糖値を下げます。
・動脈硬化を改善!
アディポネクチンは傷ついた血管に直接働きかけて修復します。

・中性脂肪を減らす！
アディポネクチンは筋肉や肝臓に働きかけて脂肪酸を燃焼して脂肪の代謝を良くします。
・血圧を下げる！
アディポネクチンは、血管を広げる働きがあり、血液を流れやすい状態にします。
・ガンを予防する！
アディポネクチンは、腫瘍細胞の増殖を抑える働きがあります。ある種のガン細胞にも有効といわれています。

長寿ホルモン「アディポネクチン」を増やす方法

では、こんなに体にとって有益なアディポネクチンを増やすにはどうすればいいのでしょうか。

答えはとてもシンプルで、体重を減らし内臓脂肪が減少すればアディポネクチンは増えるのです。

私のクリニックでは、積極的に患者さんのアディポネクチンを測定しています。アディポネクチンの値が低ければ、痩せるための強い動機づけになるし、アディポネクチンを通じて、内臓脂肪が健康に及ぼす悪影響を具体的に説明できるからです。

また、定期的にアディポネクチンの経過を追えば、減量効果が明確になり、継続する励みにもなります。

しかし残念ながら、痩せていても、遺伝的にもともとアディポネクチンの少ない方がいます。そのような方には、肥満予防はもちろんですが、アディポネクチンを増やす食材をお勧めしています。アディポネクチンを増やす食材には、次のようなものがあります。

・豆腐などの大豆タンパク（β-コングリシニン）
・イワシなどの青魚（EPA）
・シークヮーサーなどの柑橘類の皮（ノビレチン）
・アマニ油、エゴマ油などオメガ3脂肪酸（α-リノレン酸）
・緑黄色野菜、海藻類など（食物繊維、マグネシウム）

このほか、**適量のアルコールもアディポネクチンを増やすのに効果があります。**ただし、あくまでも適量です。適量の目安は1日にアルコール三〇gです（ビールなら中瓶一本、日本酒なら一合）。

●第8章

人はなぜ太るのか

食生活の変化と日本の未来

人はなぜ太るのか～太ることにも意味がある

動物には、生命の維持システムとして、エサがないときにいかに生きるかというDNAが組み込まれています。食べた物をなるべく脂肪として体の中に蓄え、飢餓のときのエネルギー源にする――これを「倹約遺伝子」と呼んでいます。ところが食べ物が豊かになり、いつでも食べられる状況になると、この「倹約遺伝子」は、脂肪を溜め込む「肥満遺伝子」に代わってしまいました。つまり人間の体は、好きなときに好きなだけ食べ物を食べるようにできていないのです。

日本において、食べたいときにいつでも食べ物が食べられるようになったのは、実はここ五〇年ぐらいのことです。第二次世界大戦前までは肥満は非常に少なく、その後、戦後の混乱期があって、経済成長とともに肥満が増え始めました。

今は自動車社会、情報社会ということで、昔より運動量がかなり少なくなりました。エネルギーを使わなくても生活ができるようになってしまったのです。

一方、日本では、食事の総エネルギー摂取量は、ほとんど変わりませんが、食事の欧米化により脂肪分の摂取量が非常に増えてきました。この両者の要因で肥満が増えたと考えられます。

また、食べ物の内容も肥満増加と関係しています。

例えば普通の穀類も、そのまま食べると繊維質が多くて消化が悪いものです。それが精製されておいしい白米になり、お菓子になり、消化吸収がすごく良い食べ物になりました。つまり、同じ量を食べても、今の食品の方が消化吸収が良いため、脂肪が体に付きやすくなったということが考えられます。

文明の発達によって、流行している病気も変化していきます。

まず初めに主流になるのは、結核、コレラ、肺炎等の感染症です。栄養状態が悪く、免疫力が低下しているためです。その次に栄養状態が良くなると、糖尿病や脂質異常症などが主流になります。感染症が主流のときは国民の寿命は短いのですが、今の日本のように糖尿病が増えているときは栄養が良いために、寿命が長くなるわけです。しかし、糖尿病の後に増えてくる心筋梗塞などの動脈硬化性疾患が主流になると、再び寿命が短くなるのではないかと危惧されています。

どうして太ることは体に良くないのか

一番分かりやすいのは、体重が重くなれば、物理的に膝や腰などの関節や骨に負担がかかり、膝痛、腰痛になります。

次に分かりやすいのは、睡眠時無呼吸症候群です。太ると首の部分にも脂肪が付き、空気の通り道である気道が狭くなります。寝ている間に緊張が緩むと、舌が落ち込んで狭くなった気道を塞ぎ、苦しくなって脳が無意識に起きてしまうのです。

やっかいなのは、内臓脂肪が増えることによる影響です。

昔は、脂肪というものは、余ったエネルギーを溜めておく貯蔵庫と考えられていましたが、最近は脂肪に関する研究が発達して、脂肪細胞からは色々な生理活性物質が分泌されていることが分かってきました。太ることによって、脂肪細胞が膨らんでくると分泌の内容が変わって病気につながる、というメカニズムが解明されてきたのです。長寿ホルモンであるアディポネクチンが減ってしまうのも、そのひとつです。

特に内臓脂肪は生理活性物質の分泌が盛んなので、太る影響を受けやすくなっています。

この生理活性物質の中には、炎症を起こす「TNF-α」や、血栓形成を促す「PAI-1」などの「悪玉物質」が含まれています。

また、内臓脂肪の蓄積により、活性酸素の除去能力が低下して（アディポネクチンの減少することが原因と考えられています）、体内の酸化度が上昇することも分かってきました。体内の酸化度が高まると、鉄が酸化して錆びるように、体の至る所に「錆」ができてきます。血管内で悪玉コレステロール（ＬＤＬ）が酸化して「酸化悪玉コレステロール」となると、動脈硬化が進行して、心筋梗塞などのリスクが上がります。そのため、この「酸化悪玉コレステロール」は「真の悪玉」とも呼ばれています。

⚠ 肥満によって平均寿命が短くなるという未来予測

かつての沖縄県は、一九七〇年代からずっと、男女ともに平均寿命日本一の長寿県でした。これは、沖縄の伝統的な郷土食であるサツマイモや海藻類などの食物繊維を多く含んだ健康的な食事をとっていたことが長寿の要因と考えられています。

それが二〇〇〇（平成一二）年、それまで一位だった男性の平均寿命が突然二六位に急落したのです。さらに二〇一〇（平成二二）年には、三〇位にまで落ちてしまいました。

なぜ沖縄の人の平均寿命が、これほど急激に順位を落としたと思いますか？

急落の原因と考えられているのが、肥満者の増加です。厚生労働省の調査によると、沖縄の成人男性の約半数が肥満です。その結果、糖尿病患者の急増、それに伴う若い世代の心筋梗塞の増加が、平均寿命の順位の低下につながったと考えられます。

その肥満の原因となるのが、食生活の欧米化です。沖縄は米軍の統治下にあった関係でアメリカの影響が色濃く、ハンバーガーショップなどのファストフードも東京より一〇数年ほど早く出店され、若者たちの食生活の好みも脂肪の多いものに大きく変化しました。これに加え、沖縄には鉄道網がないために車での移動が主となり、運動不足に陥ったことも原因として考えられます。

東京よりも一〇年以上早く欧米化した**沖縄の食生活がもたらした平均寿命の低下は、一〇数年後の日本の平均寿命を暗示している**のではないでしょうか。

なぜ「成人病」は「生活習慣病」という名称になったのか

今、生活習慣病と呼ばれている病気は、かつては成人病といわれていました。

なぜ名称を変えたのか？　名称変更の目的は、**病気の原因がその人の生活習慣にある**ことを強調したかったからです。原因が生活習慣にあるということは、その悪い生活習慣をしている本人に責任があることになります。成人病という名称では、「ある一定の年齢になったら発症する、老化現象のひとつだ」くらいの認識で止まってしまう。悪い生活習慣を送っている自分に責任があるという自覚を促し、主体的に生活習慣を改善していく必要があるということなのです。

もっと言うならば、将来的に生活習慣病の人は保険料が高くなるという可能性も考えられます。すでに国の医療費は破たんしているわけで、何らかの対策が必要になっています。

悪い生活習慣を続けて生活習慣病になった場合は、自己責任なので、保険料の自己負担分が高くなる、あるいは生活習慣に気を付けて健康を維持している人の保険料を安くするなど、やはり人間、アメとムチが必要なのかもしれません。

生活習慣が原因で病気になったのですから、明らかに自分に非がありますよね。ヘビースモーカーが肺を悪くしたり、アルコールを大量に飲んでいた人が肝臓を悪くしたら、それは自分が悪いわけです。

同様に**内臓脂肪が多くて生活習慣病になった場合も、自己責任が問われる時代が来るかもしれません。**

氏　名	
作成日	平成　　年　　月　　日（　　）

どんな気分で　空腹感はあるか あれば⊕、なければ⊖	運動量（歩数）	体　重

食事日記

《目標》

時　刻	献　立	めやす（具体的に）	どこで何をしながら

著者●岡部 正（おかべ ただし）
岡部クリニック院長
医学博士

プロフィール

昭和二八年、東京都生まれ。

慶應義塾大学医学部卒業。亀田総合病院副院長を務めた後、オーダーメイド医療を理想に、東京・銀座に岡部クリニックを設立。内臓脂肪型肥満を「かくれ肥満」と名付け、その危険性を世に問うた第一人者。糖尿病・肥満専門医として多くの患者の治療にあたる傍ら、テレビ・雑誌などでも活躍中。

日本病態栄養学会評議委員、日本糖尿病学会認定専門医・指導医、日本肥満学会会員。

著書に『「かくれ肥満」が危ない！』（青春出版社）、『ズボラでも中性脂肪とコレステロールがみるみる下がる47の方法』（アスコム）など多数。

共著者●**山下香恵**（やました かえ）※第四章執筆

岡部クリニック

管理栄養士、糖尿病療養指導士

プロフィール

昭和四九年生まれ。

大妻女子大学家政学部食物学科卒業。患者さん一人ひとりとじっくり向き合い、その性格や食の嗜好に合わせた、分かりやすく丁寧な指導を行っている。

著書に『体脂肪が面白いほど落ちるカロリーBook』（青春出版社）。

memo

memo

STAFF

●装丁・本文デザイン

伊集院 修（バードック・クリエイション）

●本文DTP

バードック・クリエイション

●校正

夢の本棚社

肥満専門医が教える
内臓脂肪を減らすコツ
長寿ホルモンを増やせば健康寿命が延びる

著　者　岡部 正／山下香恵

発行者　宇野　文博

発行所　株式会社　同文書院

〒112-0002　東京都文京区小石川5-24-3

TEL (03) 3812-7903　FAX (03) 3830-0438

振替 00100-4-1316

印刷所　モリモト印刷株式会社

製本所　モリモト印刷株式会社

ISBN978-4-8103-3175-2　C0077　Printed in Japan